海外館藏中醫古籍珍善本輯存（第一編）

第四十九册

劉金柱　羅彬　主編

一本堂行餘醫言（三）

廣陵書社

臨證綜合類（婦科、兒科）

一本堂行餘醫言（三）

卷七—十

〔日〕香川修德　著　五條橋通堺町（京都）丁子屋定七　天明八年刻本

一本堂行餘醫言（三）

卷十一

韻舍綜合館（驥林）（文庫）

一本堂行餘醫言卷之七

平安　香川修德太沖父　著

勞瘵

瘵側界切音鄒

勞者以斯疾由勞而成而言也瘵者具斯疾之狀候之名也勞者疲也專因心勞房勞猶作強而力乏也蓋力弱不勝其事則身疲而勞氣壹屬動其志則心憊而勞或以身殉財之小人過用心於生理或以色為夭之少年淫溺情於冶容氣乏精耗內勞已生隙方是之時外加以微風寒

則惡寒發熱欬嗽始作外之所誘内之所應桴鼓同時斯
疾始成矣其始寒熱欬嗽輕輕微微未甚困苦故世人輕
視不以爲意或至不加治療間及延請醫者亦不的知徒
用不寒不熱之草藥融融泛泛荏苒日日之間危候現出
終至無可柰之何痛哉若當其輕微之時早從事於灸則
猶可救十之二三此其脉將數未數之時也若已數則決
不可治矣醫書論勞脉皆不中肎綮或曰浮大或曰弦際
或曰虛其謂浮大者非眞浮大卽芤也弦際者熱勢使然

之弦際也唯虛則虛也此皆非眞勞脉故猶可治吾門所謂眞勞脉者即數是也故數則決不可治矣然雖倍萬而難濟事徒使人苦耳況草藥何足以恃乎蒼术當歸之草根之乾癟者抑有何功力也後世醫人以此爲保命者不亦大謬乎夫勞瘵之成也元非一端而至乎既成勞瘵則皆一而不可治也或有卒然急成者或有以漸成者或有傷風寒微邪後漸見患狀者或有癰後自成者或有痢後而成者或有諸病半愈淹滯中遂成斯證者痔漏瘰癧後

尤多或有黴瘡壞證後成者婦人產後患之者謂蓐勞在小兒則疳疾是也若其卒然成者由房事過度減耗精液也以漸成者由感冒微邪差後不愼保護或近帷幄或過患慮復感復勞日瘦月疲遂成斯疾也傷風寒微邪後瘥後痢後諸病後產後成勞者皆同以漸成者蓋其爲證也以欬嗽爲首候俗呼爲勞欬者極當總言之則欬嗽吐白沫午後惡寒發熱盜汗自汗體瘦脉數是也或有哈哈只爲乾欬嗽者或有吐稀痰白沫者有吐沫多者瘦瘠[illegible]

爲大惡候間有吐膠痰者或有吐黃痰如膿且臭者間有吐凝似痂者兼吐血膿者古謂之肺癰吾門不從何也此雖以臭膿言之而其實則肺之有癰無癰固不可知況以元非癰生肺臟唯當胸中心肺部分或痛膿應自此處來漫漫姑且以肺癰名之耳若然則不如名胃脘癰之尤近也究竟勞瘵熱鬱之餘自胃口至咽門之間蒸爛出膿或血也故吾門不用肺癰名況立別條乎唯爲勞瘵中一證可也午後發熱甚者大惡候也微熱者其證緩有惡寒者

行餘醫言　卷之七　　一本堂藏書

不惡寒者或有入夜熱不止者或有自朝及午時微惡寒
發熱午後稍醒自薄暮及夜分惺惺如爽者或有晝夜熱
不止者總以熱多為惡有盜汗者不盜汗者汗多為惡有
自汗者不自汗者有手足胸背皆瘦唯顏面獨不瘦色鮮
明如粧者後世所謂桃花蛀及帶桃花者是也又有併顏
面皆瘦無色者有兩顴赤如粧紅者決死即帶桃花是也
或有唾沫中引血絲者或有白沫中血點者或有痰全紅
者血色有淡者鮮者黑者或有吐凝血者雖數日中自止

而竟是惡候有始終黑者有始黑後鮮血者雖色黑是瘀
血而竟亦凶兆凡將吐血之前或胸或脇或腹隱隱而痛
欬則益甚此其兆也或有心不樂者或有氣爽如無患者
有病半以前能食半以後雖食無味者有始終能食者故
俗間云此疾不可賴食蓋云能食反瘦故也有食甚少者
間有覺食及鹽味苦者此多由外邪再犯也大便始多秘
澁至溏或瀉漸向死路溺多赤濁朝起愈甚日間或有清
利者但清利者至少間有淋瀝覺微痛者有睡中漏精者

行餘醫言　卷之七　一本堂藏

夢與鬼交者或有睡中不覺精遺者或有多雜夢覺後大勞倦者或有腰痛軟弱者或有上氣逆衝及耳鳴者或有唇口乾燥舌爛齒痛者或有腹痛者或有癥痛支撐胸膈者或有癥動拒食噫酸者或有夜間耿耿不寐者多是短氣其短氣者非因腹脹雖步室中庭內亦短氣若行數十步路則益氣短至徵發喘息又有穩坐不動亦至短氣者短氣乃此證之惡候又手足心常熱胸中亦同即稱五心煩熱是也甚熱者至以握冷鐵踏冷石爲快其餘兼證有

頭痛頭旋眼暈眼花身疼脚弱種種病狀不可勝舉
決是死證不可治也病漸篤則喉囊常有喘鳴足趺目下
浮腫鼻傍扇動胸腹白疹出者死不出十日前後間有浮
腫遂至大脹者雖使水利腫減終是死證又有聲嗄者亦
在半以後必是凶兆間有結毒之人聲嗄頗無異者詳見
黴瘡門凡雖具欬嗽吐沫往來寒熱盜汗瘦瘠諸證而若
脉緩者猶可治也此非眞勞瘵蓋似而非者也古人稱治
勞者多是此證如朱震亨薛己醫案云脉浮大脉虛類皆

然也此固非眞勞瘵不足爲奇眞勞瘵脉必數不數則非眞勞瘵故若脉數則雖微欬嗽微寒熱未見吐沫盜汗瘦瘠諸證而凶兆既萌必入鬼錄無疑焉即仲景所謂行尸也謂雖能行步既是屍也吾門診勞瘵預決死期逆定時月此非甚難事唯多見斷證自可知也俗間駭歎以爲勞瘵名家請診者接踵故視此證極多但脉數者決不可治脉不數者乃似而非者也此固可治間有病家有明眼人瞻纔見勞兆當其脉將數未數之時急遽驚恐早請診治

茍是時或可救十之二三此以其脉未數早從事於叅芪可治爾而猶且不及半况雖外候諸證未見脉未數而暗減精液內耗已多者終致脉進成數不可拯也又有上證傳注者此亦決不可治按素問靈樞論勞傷虛不足則有之專名勞瘵則無矣疑上古未有此疾耶抑嘗有論而今本脫耶秦越人淳于意亦無其說始立虛勞門出於張仲景但血痹名不當耳或交錯使然耶

金匱方論云問云血痺病從何得之師曰夫尊榮人骨

弱肌膚盛重因疲勞汗出臥不時動搖加被微風遂得之但以脉自微濇在寸口關上小緊宜鍼引陽氣令脉和緊去則愈（此勞之輕微者由其脉微濇小緊故可治若數則決不可愈且此次云血痺陰陽俱微寸口關上微尺中小緊外證身體不仁如風痺狀以其謂身體不仁如風痺狀觀之則血痺別是一病非勞瘵名明矣今之勞瘵固無是證狀何可稱血痺乎或是痺中一證之名錯混耶究竟不用血痺之名爲是）

又云虛勞裏急悸衄腹中痛夢失精四肢痠疼手足煩熱咽乾口燥小建中湯主之（此亦當脉弦大虛微之時故是藥猶可能治若至脉已數則決非建中湯所能治也況乎後世六君子補中益氣湯八味六味九等草藥何爲可能濟乎以是等）

主張補劑者皆是賣藥者流欺啗之口氣斷非實造實詣之正說慎身者須勿為其所惑焉

又云勞之為病其脉浮大手足煩春夏劇秋冬瘥陰寒精自出酸削不能行又云夫失精家小腹弦急陰頭寒目眩一作目眶痛髮落脉極虛芤遲為清穀亡血失精脉得諸芤動微緊男子失精女子夢交又云男子平人脉虛弱細微者喜盜汗也又云夫男子平人脉大為勞極虛亦為勞又云男子脉虛沈弦無寒熱短氣裏急小便不利面色白時目瞑兼衄少腹滿此為勞使之然此謂勞病之輕

者也、故其脉或浮大、或弦急、或虚、或芤遲、或芤、動微、緊、或虚、弱細、微、或沈、弦、皆可治、若至脉數、異、勞瘵、則决、不可治、雖越人仲景、難可濟藥、况如趙獻可、張介賓、蕭京、馮兆張、區區、曰用藥术歸芪、長服久飲、而可收効者、非妄誕、與阿徇、則要利耳、

又曰、五勞、而無其目。其目、始於病源候論。删繁方。

金匱方論云、五勞虚極、羸瘦腹滿、不能飲食、食傷、憂傷、飲傷、房室傷、饑傷、勞傷、經絡營衛氣傷、内有乾血、肌膚甲錯、兩目黯黑、又云七傷六極、七傷有目、六極無目

神農本艸云、五勞七傷者二、肉蓯蓉、麻黄條是也、又根白皮條云、五勞六極、又名醫別錄、雲母地黄、兩條、又

云五勞七傷

病源候論云夫虛勞者五勞六極七傷是也五勞者一曰志勞二曰思勞三曰心勞四曰憂勞五曰瘦勞又肺勞者短氣而面腫鼻不聞香臭肝勞者面目乾黑口苦精神不守恐畏不能獨臥目視不明心勞者忽忽喜忘大便苦難或時鴨溏口內生瘡脾勞者舌本苦直不得咽唾腎勞者背難以俛仰小便不利色赤黃而有餘瀝莖內痛陰濕囊生瘡小腹滿急六極者一曰氣極令人

内虛五藏不足邪氣多正氣少不欲言二曰血極令人無顏色眉髮墮落忽忽喜忘三曰筋極令人數轉筋十指爪甲皆痛苦倦不能久立四曰骨極令人痠削齒苦痛手足煩疼不可以立不欲行動五曰肌極令人羸瘦無潤澤飲食不生肌膚六曰精極令人少氣噏噏然内虛五藏氣不足髮毛落悲傷喜忘七傷者一曰陰寒二曰陰萎三曰裏急四曰精連連五曰精少陰下濕六曰精清七曰小便苦數臨事不卒又一曰大飽傷脾脾傷

善噫欲臥面黃二曰大怒氣逆傷肝肝傷少血目闇三曰強力舉重久坐濕地傷腎腎傷少精腰背痛厥逆下冷四曰形寒寒飲傷肺肺傷少氣欬嗽鼻鳴五曰憂愁思慮傷心心傷苦驚喜忘善怒六曰風雨寒暑傷形形傷髮膚枯夭七曰大恐懼不節傷志志傷恍惚不樂

刪繁論云夫五藏勞者其源從藏府起也鼓生死之浮沈動百病之虛實厥陰陽逆腠理皆因勞瘠而生故曰五藏勞也肝勞心勞脾勞肺勞腎勞又云夫六極者天氣通於肺地

氣通於嗌風氣通於肝雷氣動於心穀氣感於脾雨氣潤於腎六經為川腸胃為海九竅為水注之於氣所以竅應於五藏五藏邪傷則六府生極故曰五藏六極也筋極脈極肉極氣極骨極精極○千金方嗌作液通於肝作應於肝水注之於氣作水注之氣

千金方云論曰虛損五勞五臟病六極六腑病七傷表裏受病五勞者一曰志勞二曰思勞三曰憂勞四曰心勞五曰疲勞六極者一曰氣極二曰血極三曰筋極四曰骨極五曰髓極六曰精極七傷者一曰肝傷善夢二

曰心傷善忘三曰脾傷善飲四曰肺傷善痿五曰腎傷善唾六曰骨傷善饑七曰脈傷善嗽凡遠思強慮傷人憂恚悲哀傷人喜樂過度傷人忿怒不解傷人汲汲所願傷人慼慼所患傷人寒暄失節傷人故曰五勞六極七傷也論傷甚衆且言其畧又云黃帝問五勞七傷於高陽負高陽負曰一曰陰衰二曰精清三曰精少四曰陰消五曰囊下濕六曰腰（一作胸）脇苦痛七曰膝厥痛冷不欲行骨熱遠視淚出口乾腹中鳴時有熱小便淋瀝

莖中痛或精自出有病如此所謂七傷

按千金方或云五勞七傷八風十二痺或云五勞六絶又外臺秘要所引廣濟方云五勞七傷六極八風十二痺崔氏方云五勞六極七傷八不足

厥後稱骨蒸○

病源候論云虛勞骨蒸候夫蒸病有五一曰骨蒸其根在腎旦起體涼日晚即熱煩躁寢不能安食無味小便赤黃忽忽煩亂細喘無力腰疼兩足逆冷手心常熱蒸盛過傷內則變爲疳食人五臟二曰脉蒸其根在心日

增煩悶擲手出足翕翕思水口唾白沫睡即浪言或驚
恐不定脉數若蒸盛之時或變爲疳臍下悶或暴利不
止三曰皮蒸其根在肺必大喘鼻乾口中無水舌上白
小便赤如血蒸盛之時胷滿或自稱得注熱兩脇下脹
大嗽徹背連胛疼眠寐不安或蒸毒傷臟口內唾血四
曰肉蒸其根在脾體熱如火煩躁無汗心腹鼓脹食即
欲嘔小便如血大便秘澁蒸盛之時身腫目赤寢臥不
安五曰內蒸亦名血蒸所以名內蒸者必外寒而內熱

把手附骨而內熱甚其根在五臟六腑其人必因患後得之骨肉自消飯食無味或皮燥而無光蒸盛之時四支漸細足趺腫起又有二十三蒸一胞蒸小便黃赤二玉房蒸男則遺瀝漏精女則月候不調三腦蒸頭眩悶熱四髓蒸髓沸熱五骨蒸齒黑六筋蒸甲焦七血蒸髮焦八脈蒸脈不調九肝蒸眼黑十心蒸唇焦十一脾蒸舌乾十二肺蒸鼻乾十三腎蒸兩耳焦十四膀胱蒸右耳偏焦十五膽蒸眼白失色十六胃蒸舌下痛十七小

腸蒸下脣焦十八大腸蒸鼻右孔乾痛十九三焦蒸亦雜病乍寒乍熱二十肉蒸二十一膚蒸二十二皮蒸二十三氣蒸偏身熱凡諸蒸患多因熱病患愈後食牛羊肉及肥膩或酒或房觸犯而成此疾久蒸不除多變成瘵必須先防下部不得輕妄治也

外臺秘要所引崔氏療五蒸夫蒸者是附骨熱毒之氣皆是死之端漸庸醫及田野之夫不識熱蒸體形狀妄注神祟以相疑惑蒸盛總變為瘵而致死者不可勝記

其蒸有五請畧陳之五蒸目同病源候論文字有少異同又救急骨蒸之候男子因五勞七傷或因肺壅之後或爲瘴癘之後宿患痃癖婦人因產後虛勞漏汗寒熱或爲月閉不通無問男子婦人因天行已後餘熱不除或爲頻頻勞復小兒閃癖其病並緣此十候所致因茲漸漸瘦損初著盜汗盜汗以後即寒熱往來寒熱往來以後即漸加欬欬後面色白兩頰見赤如臙脂色團團如錢許大左臥即右出唇口非常鮮赤若至鮮赤即極重十則七死三活

若此以後加吐吐後痢百無一生不過一月死外臺秘要又立
痃氣骨蒸門引廣濟方備急方必効方等
必効方云痃癖氣壯熱兼欬久為骨蒸
解曰骨蒸即勞瘵也非別疾也夫骨蒸之成也其初因
感風寒微邪或瘧後或天行時疫後或痢後或諸病差
後餘熱微熱未悉微盡之時調攝不謹多犯房事以致
元氣怠慢虛衰乘其元氣怠慢虛衰熱透骨中以非甚
熱故其人不覺淹滯連綿熱日增痼遂乃熱自骨中蒸
蒸如蒸燔爍周身雖其人曰無熱而用手按肌膚則隱

隱烘手及午後熱出則蒸蒸之氣咸烈烈之勢遍體熱甚五心益如炙以其骨中之熱如蒸故曰骨蒸即所謂勞瘵而非爲別一疾也其餘名雖異而病則勞瘵而非他疾因名迷實自古而然詳見于後千金方、外臺秘要所引、廣濟方、崔氏方、救急方、必效方、張文仲方、蘇遊論、延年方等、皆曰骨蒸、其已下皆同。古今錄驗、又稱五蒸、

傳屍

外臺秘要所引蘇遊論曰大都男女傳屍之候心胸滿悶背髆煩疼兩目精明四肢無力雖知欲臥睡常不著

脊膂急痛膝脛酸疼多臥少起狀如佯病每至旦起即精神尚好欲似無病從日午以後即四體微熱面好顏色喜見人過常懷忿怒纔不稱意即欲嗔恚行立腳弱夜臥盜汗夢與鬼交通或見先亡或多驚悸有時氣急有時欬嗽雖思想飲食而不能多飡死在須臾而精神尚好或兩脇虛脹或時微利鼻乾口乾常多粘唾有時唇赤有時欲睡漸就沉羸猶如水涸不覺其死矣○又論曰傳屍之疾本起於無端莫問老少男女皆有斯疾

大都此疾相剋而生先內傳毒氣周遍五藏漸就羸瘦
以至於死死訖復易家親一人故曰傳屍亦名傳注以人
其初得半臥半起號為殗殜氣急欬者名曰肺痿骨髓
中熱稱為骨蒸內傳五藏名之伏連不解療者乃至滅
門假如男子因虛損得之名為勞極吳楚云淋瀝巴蜀
云極勞其源先從腎起初受之氣兩脛酸疼腰脊拘急
行立腳弱食飲減少兩耳颼颼欲似風聲夜臥夢泄陰
汗痿弱腎既受已次傳於心心初受氣夜臥心驚或

怔忡心懸之氣吸吸欲盡夢見先亡有時盜汗食無滋
味口內生瘡心常煩熱唯欲眠臥朝輕夕重兩頰口唇
悉紅赤如傳胭脂又時手足五心皆熱心既受已次傳
於肺肺初受氣時時欬嗽氣力微弱有時喘氣臥即更
甚鼻口乾燥不聞香臭假令得聞唯覺朽腐物氣有時
惡心憒憒欲吐肌膚枯燥或時刺痛或似蟲行乾皮細
起狀如麩片肺既受已次傳於肝肝初受氣兩目膜膜
面無血色常欲顰眉視不及遠目常乾澁又時赤痛或

復睛黃朝暮瞢（莫紅切，音蒙）瞪（音凳）常欲合眼及至於臥睡還不着肝既受已次傳於脾脾既受氣兩脇虛脹食不消化又時渴利熟食生出有時肚痛腹脹雷鳴唇口焦乾或生瘡腫毛髮乾聳死有光潤或復上氣擡肩喘息利赤黑汁至此候者將死之證也○又論曰凡患癥癖之人多成骨蒸不着即作水病仍須依癖法灸之兼服下水藥差○又論曰此病若脊膂肉消及兩臂飽肉消盡胸前骨出入即難療也若利赤黑汁兼上氣擡肩喘息

皆爲欲死之證也此是藏壞故爾

又文仲論傳屍病亦名痎瘧遁疰骨蒸伏連殗殜此病多因臨屍哭泣屍氣入腹連綿或五年三年有能食不作肌膚或二日五日若微勞即發大都頭額頸骨間尋常微熱翕翕然死後家中更染一人如此乃至滅門

伏連

外臺秘要所引文仲療伏連病本緣極熱氣相易相連不斷遂名伏連亦名骨蒸傳屍廣濟方云瘦病伏連傳屍鬼氣疰忤惡氣崔氏

方、延年方、亦有伏連方、

五尸。

肘後方云五尸者飛尸遁尸風尸沈尸尸注也其狀腹痛脹急不得氣息上衝心胸旁攻兩脇或磥塊涌起或攣引腰脊外臺秘要引删繁方云五尸蠱疰中惡客忤心腹刺痛備急方云卒中五尸遁尸風尸飛尸尸疰沈尸其狀皆腹痛脹急衝心攻脇或磥塊踊起或牽腰脊張文仲方云卒中五尸古今錄驗云五尸癥積及惡心痛蠱疰鬼氣文云雖有五尸之名其例皆相似而有少異者飛尸者遊走皮膚洞穿藏府每發刺痛變作無常

也。遁尸者，附骨入肉，攻鑿血脉，每發不可得近，見死尸，聞哀哭便作也。風尸者，淫躍四肢，不知痛之所在，每發昏恍，得風雪便作也。沉尸者，纏結臟腑，衝心脇，每發絞切，遇寒冷便作也。尸注者，舉身沉重，精神錯雜，常覺惛廢，每節氣改變，輒致大惡。凡五尸，即身中屍鬼接引也，共爲病害。病源候論云：飛尸者，發無由漸，忽然而至，若飛走之急疾，故謂之飛尸。其狀心腹刺痛，氣息喘急脹滿，上衝心胸者是也。遁尸者，言其停遁在人肌肉血脉之間，若卒有犯觸，即發動，亦令人心腹脹滿刺痛，氣息喘急，傍攻兩脇，上衝心胸，瘥後復發，停遁不消，故謂之遁尸也。風尸者，在人四肢，循環經絡，其狀冷躍去來、沈沈默默、不知痛處、若衝風即發是也、沈尸者、發時亦心腹絞痛脹滿、喘急衝刺心胸、攻擊脇肋、雖歇之後、猶沈痼在人、府藏令人四體無處不惡、故謂之沈尸、尸注病者、則是五尸內之尸注、而挾外鬼邪之氣、流注身體、令人寒熱淋瀝、沈沈默默、不的知所苦、而無處不惡、或腹痛脹滿、喘急不得氣息、上衝心胸、傍攻兩脇、或磥魂踊起、或攣引腰脊、或舉身沈重、精神錯雜、恒覺惛謬、每節氣改變、輒致大惡、積月累年、漸就頓滯、以至於死、死後復易傍人、乃至滅門、以其尸病注易傍人、故爲尸注、又有伏尸、陰尸、冷尸、寒尸、悉尸、尸氣諸名、大率皆同、○外臺祕要所引集驗方、備急方、有飛尸、名、古今錄驗云、飛尸在人皮中、又名惡脉、又名賊風、發時急頭痛、不在一處、鍼灸則移、發時一日半日乃微差、須臾復發、又廣濟方、集驗方、有遁尸、名、又刪繁方張文仲方、有尸注、名、○肘後方云、尸注鬼注病者、葛云、即是五尸之中、尸注、又挾諸鬼邪爲害也、其病變動、乃有三十六至九十九種、大畧使人寒熱淋瀝、沈沈默默、不的知其所苦、而無處不惡、累年積月、漸就頓滯、以至於死、死後復傳之旁人、乃至滅門、覺知此候者、便宜急治之、○病源候論、有諸注候、云、凡注之言住也、謂邪氣居住人身内、故名為注、此由陰陽失守、經絡空虚、風寒暑濕勞倦之所致也、又有九種注、一曰風注、二曰寒注、三曰氣注、四曰生注、五曰涼注、六曰酒注、七曰食注、八曰水注、九曰尸注、又有鬼注、轉注、死注、邪注、寒熱注、冷注、蠱注、毒注、惡注、注忤、遁注、走注、温注、喪注、哭注、殃注、骨注、血注、濕痺注、勞注、微注、泄注、石注、產注、土注、飲注、諸名又有五注、云、注者住也、言其連滯停住、死又注易傍人也、注病之狀、或乍寒乍熱、或皮膚淫躍、或心腹脹刺痛、或支節沈重、變狀多端、而方云三十六種、九十九種、及此等五注病、皆不顯出其名、大體與諸注皆同、○外臺秘要所引、刪繁方、小品方、有五疰、古今録驗云、五疰、尸疰、哭疰、冷疰、寒疰、熱疰、又外臺秘要、注南九十九疰、引集驗

千館醫言　卷之七

方、江南三十六疰、引崔氏方、備急方、又古今録驗、崔氏
方、並有鬼疰名、又外臺祕要、立瘦病門、引廣濟方、救急
方稱瘦疾、
及如六極七傷二十三蒸三十六疰九十九種蒸病五蒸
痎氣骨蒸傳注殗殜勞極淋瀝極勞瘵瘧遁注瘦病鬼氣
疰忤惡氣飛尸遁尸風尸沈尸尸注蠱疰伏尸陰尸冷尸
寒尸喪尸尸氣惡脉賊風鬼注九種注風注寒注氣注生
注涼注酒注食注水注轉注死注邪注寒熱注毒注惡注
走注溫注蠱注哭注殃注骨注血注濕痺注勞注微注注

一　本堂藏書

注石注產注土注飲注熱注與志勞思勞心勞憂勞瘦勞
肺勞肝勞心勞脾勞腎勞氣極血極筋極骨極肌極精極
肉極脉極髓極疲勞肝傷心傷脾傷肺傷腎傷骨傷脉傷
脉蒸皮蒸肉蒸內蒸血蒸胞蒸玉房蒸腦蒸髓蒸筋蒸血
蒸肝蒸心蒸脾蒸肺蒸腎蒸膀胱蒸膽蒸胃蒸小腸蒸大
腸蒸三焦蒸膚蒸皮蒸氣蒸肺痿血痺痓病
以上並見上文中
又如內極內消久痓無辜

見外臺秘要所引崔氏方

癥疰。

出千金方

十種疰。

出千金方十疰圓下云、氣疰、勞疰、鬼疰、冷疰、人疰、死人疰、尸疰、食疰、水疰、土疰、○和劑局方云、十種

疰忤、七種飛尸、

疰易。

見肘後方

生人注

見古今醫統

冷疰人疰死人疰

見上

冷勞

見金匱方論血痺虛勞門中附方且云肘後獺肝散治

冷勞今檢肘後方此方正在尸注鬼注方中無冷勞字

疑是林億等校正附方時添加也

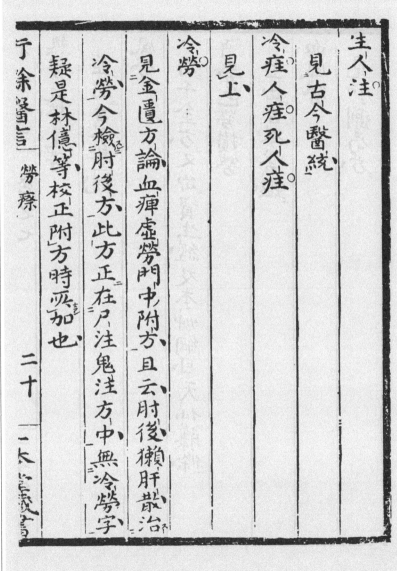

熱勞。氣勞。急勞。
並出古今醫統
風勞。
出千金方、又出資生經、及本艸綱目、天仙藤條。
酒勞。色勞。損勞
並出古今醫鑑
血風勞。
見和劑局方

急勞

見本艸綱目、桃仁附方、引聖惠方、

婦人胎蒸

同上、胡黃連條、

小兒骨蒸

同上、鹿角菜條、

以上諸名、泛濫放浪、無底止、甚矣哉、其無要也、煩雜瑣屑何暇一一辨之、雖然、猶有不可恕者、若淋瀝瘕瘧惡脉賊風元是他疾之定名而非此疾之所可稱况且鬼氣疰忤蠱疰類亦有混亂迷惑可誹笑者乎唯急勞一名有可取者迨時是證間有之而觀世醫不知漫認做時疫熱病誤治殺人者多矣此吾門所常講究不可不詳察也又如後世醫書或立勞門或立虛損門或立勞傷門或立五勞門而又別立勞瘵傳屍骨蒸等門者皆由徒迷多岐漫逃細辨不的知斯疾雖異證多端而其實則唯一病而非別疾也審擧于下

劉完素宣明論立勞門保命集立虛損門
張從政儒門事親有骨蒸熱勞虛損虛勞勞嗽等醫案
皆不可信也其稱勞嗽者非真勞嗽何則觀一條云病
勞嗽數年一條云一年半一條云勞嗽咯血秋冬少緩
春夏則甚而知其非真勞矣真勞豈可如此長久之患
乎以其非真勞故能得耐峻毒之劑而不死且如虛勞
案末云東生既愈果忘其戒病復作戴人已去乃殂此
或俗諺所謂劣狗走吠也疑從政故走而避亦未可知

也凡視用駛峻藥行吐下者病勢當時雖折而元氣亦
疲勞極矣以元氣疲勞故病亦不能發作心雖似爽元
氣日日衰弱恍然至死者比比而有此皆峻劑攻擊之
害使然也上件亦非犯戒之咎乃是從政藥術之誤耳
私意儒門事親一書虛誕十居八九況麻九疇補論水
鮮混雜成一則非張之全筆既無可疑若張之所筆居
半則其妄為快談惑世眩人有罪足誅者也若麻之所
補續則不過欲衒售已說孟浪誇張師說誣枉[illegible]

所不至、朱震亨以下、辨之非之者尤多、不亦宜乎、格致餘論

李杲脾胃論、蘭室秘藏、辨惑論、俱有飲食勞倦所傷虛損等論、後世醫流奉為大宗、匠呼為內傷名工、雖然王復辨其所引素靈文字有差誤、故義理亦從有差誤、可謂當也、詳見于溯洄集、

方廣丹溪心法附餘立虛損門、又有勞瘵補損諸虛等目、專以陰虛火動立說、舉王綸之言為證、末後方廣之所說含糊不決、不足取也、

陳言三因方立勞瘵門又立五勞門其說曰、夫骨蒸、殗殜、伏連、屍疰、勞疰、蟲疰、毒疰、熱疰、冷疰、食疰、鬼疰等、皆曰傳屍者、以疰者、注也、病自上注下、與前人相似、故曰疰、其變有二十二種、或三十六種、九十九種、大略令人寒熱、盜汗、夢與鬼交、遺泄白濁、髮乾而聳、或腹中有塊、或腦後兩邊有小結核、連復數箇、或聚或散、沈沈默默、欬嗽痰涎、或咯膿血、如肺痿肺癰狀、或復下利、羸瘦困乏、不自勝持、積月累年、以至於死、死後乃疰易傍人、乃至滅門者是也、更有蜚尸、遁尸、寒尸、喪尸、尸疰等、謂之五尸、及大小附著等證、不的知其所苦、無處不惡、乃挾諸鬼邪而害人、以三因收之、內非七情所忤、外非四氣所襲、雖若麗乎不內外因、奈其證多端、傳變遷移、難以推測、故自古及今、愈此病者、十不得一、所謂狸骨、獺肝、天靈蓋、銅鑑鼻、徒有其說、未嘗見效、唯膏肓俞、崔氏穴、若聞早灸之、可否幾半、晚既不濟也、又曰、所謂勞蒸者、二十四種、隨證皆可考。其蒸在皮肉、血、脉、筋、骨、髓、腦、玉房、三焦、膀胱、小腸、大腸、胃、膽、回腸、宗筋、肝、心、脾、肺、腎、右腎、心主、胞絡、鬲諸證、雖曰不同、其根多有蟲䘌。其心肺治之不可不絕其根也。又曰、五勞者、皆用意施爲過傷五藏、使五神不寧、而爲病。故曰五勞。肝心脾肺腎勞也。世醫以傳尸骨蒸爲五勞者、非也。彼乃瘵疾、各門類不可不知。

其曰自古及今愈此病者十不得一、唯早灸之可救幾半、晩既不濟則可也。曰以傳尸骨蒸爲五勞者非也、則與世醫不異矣。猶未透此竅、爲可惜耳。

許叔微本事方唯有勞瘵門。

葛可久十藥神書、恬談僻說、固不足信。若非僞書杜撰

則鹵莽滅裂耳凡稱得於異人者皆假託誑語也

戴思恭證治要訣立虛損門首論五勞且云又有言語讀誦過耗神氣致成虛損是爲吽呼走氣此只一端之勞而不足加治不可入勞瘵中又云有面色如故肌體自充外看如無病內實虛損俗呼爲桃花蛀又云有傳尸勞骨肉相傳甚至滅門此其五藏中皆有勞蟲名曰瘵疾難以醫之此亦與衆醫說同

王綸明醫雜著云勞瘵男子二十前後色慾過度損傷

精血心生陰虚火動之病睡中盗汗午後發熱哈哈欬嗽倦怠無力飲食少進甚則痰涎帶血咯唾出血或欬血吐血衄血身熱脉沈數肌肉消瘦此名勞瘵最重難治輕者用藥數十服重者朝以歲年然必須病人愛命堅心定志絶房室息妄想戒惱怒節飲食以自培其根否則雖服良藥亦無用也此病治之於蚤則易若到肌肉消爍沈困著床尺脉沈取細數則難爲矣又此病大忌服人參若曾服過多者亦難治此亦拘泥

楊士瀛仁齋直指立虛勞門，又立勞瘵門。其說曰：余聞諸虛不足，皆成勞倦，此可療不可惡之疾也。其視傳疰一種，實霄壤。爲傳注者，挾邪精鬼怪之氣而作也。又曰：氣虛腹餒，最不可入勞瘵者之門，弔喪問疾，衣服器用中，皆能乘虛而染觸。閒有婦人入其房，睹其人，病者思之，勞氣隨入，染患日久，莫不化而爲蟲。以虛勞傳尸爲別者，皆非也。况睹病人，病人思之，爲傳染者乎，益非也。

王璽醫林集要立虛損門，又立勞瘵門。二門俱煩雜無要領，卯枝煩碎。

劉純玉機微義並立內傷門、虛損門。徒引舊說，泛然無要，亦無發明。

虞摶醫學正傳立虛損門，又立勞極門。虞曰：今也嗜慾無節，起居不時，七情六慾之火時動乎中，飲食勞倦之過屢傷乎體，漸而至于真水枯竭，陰火上炎，而發蒸蒸之燥熱，或咳進退似瘧非瘧古方名曰蒸病夫病此者始多來死姑息日久直至發熱不休形體瘦甚真元已脫然後求醫治療雖倉扁復生莫能救其萬一良可嘆哉雖然一人未足憐也況其侍奉親密之人或同氣連枝之屬薰陶日久受其惡氣多遭傳染名曰傳屍又曰轉屍又曰飛屍曰遁屍曰殗殜曰屍注曰鬼注蓋表其傳注酷虐而神妙莫能以測之名也雖然未有不由氣體虛弱勞傷心腎而得之者初起於一人不謹而後傳注數十百人甚而至於滅族滅門者誠有之矣然此病最為可惡其熱毒鬱積之久則生異物惡蟲食人臟腑精華變生諸般奇狀誠可驚駭凡人覺有此證便宜早治緩則不及事矣其餘與諸方書不異

樓英醫學綱目曰立勞瘵骨蒸熱門樓曰內經中本無勞證之說其曰勞者溫之溫者溫存之義不足者補之以味穀肉菜果百味珍羞無非補也今之醫者不通其法唯知大補之道輕則

當歸鹿茸雄附重則乳石丹砂加之以灼艾補燥其水水得熱愈涸生火轉甚少而咸嗽痰血潮熱煩渴喜冷此則熱症明矣重則失音斷不可救猶且峻補不已如此死者醫殺之耳引【玄】其駁熱補則可也不知參効昔與世醫同又曰衍義云柴胡本經並無一字治勞今人方中治勞鮮有不用者誤人甚多嘗原病勞有一種真臟虛損復受邪熱因虛而致勞故曰勞者牢也當斟酌之如經驗方治勞熱青蒿煎丸用柴胡正宜服之無不效熱去即須急已若無邪熱得此愈甚雖至死人亦不悟王海藏云苟無實熱醫取用之不死何待後之用柴胡者宜審諸又大忌芩連迺呼茈胡善治寒熱往來潮熱肌熱鬱熱内蒸何限于邪熱乎

徐春甫古今醫統立勞瘵虛損二門引袖珍方云癆瘵之證非止一端其始也未有不因氣體虛弱勞傷心腎而得之又有外感風寒暑濕之氣先爲瘧疾以致欬嗽寒邪入裏失於調

治、又不能保養、過於房勞、傷於飲食、久而成癆瘵、又引良方曰、觀乎傳疰之說、則傳屍之易名可知也、外有所謂十注者、非屍疰之例也、疰者注也、注之為言、住也、今世之人、惟知傷寒熱後肢節腫痛、名曰傷寒留住、言其邪毒未盡、而留住關節、發為腫毒者是也、所謂十注、鮮有知之、夫十注者、風注、氣注、寒注、生人注、涼注、酒注、食注、水注、屍疰、土疰、其餘同病源候論、但文字有少異同耳、又曰、甫見世人補腎者、悉以補陰丸、黃蘗知母、龜板地黃滋陰補血者、悉以四物湯黃蘗知母之劑、服之經年屢歲、而陰愈虛、血愈弱、甚而致於羸劣發熱氣喘胃滿而死者、何也、蓋徒知其養血滋陰之標、四物補陰丸之類是也、殊不知養血滋陰之本、則非四物補陰之藥也、經云、云云、由此觀之、則血生化之本源、腎水溉灌之也、不有賴于脾胃乎、故服四物湯、而血不盈者、脾氣之不化生也、服補陰丸、而陰不滋者、亦脾氣之不輸升也、此之謂不知本、其何以能養血滋陰矣乎、不但陰血之不能滋若久服不已、必致損脾、陽亦因之而憊也、胃氣一衰、死期迫矣、奚暇謂陰血哉、嗚呼春甫也、可與共語也、古今醫流、知養血滋補之本、則非四物補陰之藥者、未見一人、春甫能知四物湯、補陰丸、黃蘗知母地黃龜板、不能補腎、補血、滋陰、可謂明矣、於吾門一本之旨、猶隔一層、九泉不可招矣、諭之而可悟者、其獨春甫乎、惜哉、

王肎堂證治準繩立虛勞門、併骨蒸、又立傳尸勞門、王曰、素問但言虛、而無勞瘵之名、然其因、則固嘗言之矣、凡外感六淫、內傷七情、其邪展轉乗於五藏、遂至大骨枯藁、大肉陷下、各見所合衰憊之證、眞藏脉見、則有死期、至漢張仲景金匱要畧、明立虛勞門、於是巢元方撰病源候論、遂有虛勞、有蒸病、有注病、皆由此而推之者也、又曰、注之爲言、住也、邪氣在人身內、生既連滯停住、而

又注易傍人也、即所謂傳尸、已別立門外、今以虛勞骨蒸合為一門、王之所集、固博雜而無要、觀其信水丘道人紫庭方之迂怪、取十藥神書葛可久之妄誕、乃知其學術不正、見識不明、只是冥搜妄載、無實造詣空乎、蕭京之所誹也、雖為區區標本之論、同浴笑人倮體、而由此足以見其非治術之所長也、

蕭京軒岐救正論駁諸家勞瘵治法之謬、若乎辨矣、畢竟薛己之奴隸、而以地黃為奇貨、尊乾根為神物、拘泥迷惑、甚愚入骨、小才變成大癡、尤可訝哉、蕭曰、百病惟勞瘵為最重、

適來患者既多、而治者愈外、若朱丹溪以苦寒補陰戕伐生命、百載而下、屢有非之者、固無庸喙矣、至乎葛可久之十藥神書、王宇泰之準繩新法、無論賢愚皆稱為善、余獨以為大謬也、夫病者既悞投劍戟叢中、而醫者

復操刀挾矢而躡其後安望其有復甦之理乎蓋瘵乃虛怯之謂亦猶年荒歲歉而又缺壞不完之意也嬰疾到此黃泉日近何啻膏肓之篤可不凜然寒心哉夫病有輕重深淺之不同也始曰弱繼曰虛曰衰曰損曰怯但怯甚於損損甚於衰衰甚於虛虛甚於弱初起因循不法而弱必至於虛虛必至於衰衰必至於損損必至於瘵至瘵則已入死法而又不即死者也藏有五而腎為要腎有兩而左為重蓋左腎為元陽之母為真陰之主為天一之宗為生化之源儲精握血造命生身此處一傷根本傾搖矣凡男子色慾過度施泄無禁而或先天稟薄胎癥虛瘦精血未滿早被斲喪或沈湎醉鄉耗潰骨髓蓋由腎虧陰而主水水即精也水竭火盛熱必熾也火盛爍金金水無能相生也虛陽失制發而為燎原假熱之火第此火為壯火為邪火為龍雷之火為無根之火而非君火凡火可得以苦寒沈陰黃蘗知母之屬而直折之也而其發熱也或倏忽往來時作時止或

晝見夜伏，夜見晝止，不時而動，或嗌痰咯血，喘嗽不已，或喉癢燥渴，或失汗遺精，或二便不調，或飲食少進，或肌肉日脫，總緣精枯水涸，因致見症，令人疑惑，難以名狀，是皆陰不足以制陽，病在陰中之水也。王太僕曰：寒之不寒，責其無水。又曰：壯水之主，以制陽光。立齋先生曰：故無水者，當用六味地黃丸，填補眞陰。張景岳亦用純甘至靜之劑。二賢無失化源之治，灼有千古獨識云云。穴灸四花，徒接內火以升炎，藥投藍石，反能停瘀而生災。以上蓋葛可久、王宇泰諸家治癆之妄法也。如何今昔諸家，昧本徇標，見病治病，非惟搏捖無術，致令速死有期。嗚呼，種杏乎，種棘乎？一部治世奇書，幾爲冥府鬼籙矣。竊謂宇泰先生文章品望，業已標鵠中原，而留心方技，著集準繩一書，無非惠濟羣生，其用心亦可謂仁而勤矣。獨是業非專習，至夫虛勞一證，治率從標。且黄闇齋先生又從而附會之，強稱爲美，不揣政恐天下後世庸工俗子念以爲此方法出自名公大人，拘守遵用遺誤非少至十藥神書編定甲乙丙丁十號兼投針灸金石熟方待病尤屬謬戾及編閱諸家方書所稱癆注二十四種三十六種或九十九種病機叢繁皆創言詭幻巧立名色欺世惑人好事者為之豈知萬病皆生於寒熱寒熱總由於水火水火偏勝原本一虧使成不可捉摸而為彌天亘地之勢矣不全此處根究更從何地着力故特表而出之因為駁正如其重左腎稱天一地黃補陰以灸為炎皆是明末偏補之醫派沈迷拘泥之所致耳全肇薛己之作俑又從滋長蔓延執着益甚牢不可解何習弊之至于此乎抑生民之厄運耶

孫一奎赤水玄珠有虛怯虛損勞瘵總論孫曰虛是氣血不足怯是不能任勞損是五藏虧損由虛而至怯至損皆自漸而深治之須極體認不可輕易投劑少有差誤則輕者反重重者死矣古患虛怯者雖是不治之證尚或延過二三年今之患虛怯者周歲半載之間卒不可救深可憫

也、求其死速之由、有三大慾、不可不急講也、病家欲求速效、不久任師、屢更屢試、殊不知虛甚精氣奪也、須多服補藥、非假以歲月、不見功、病者厭其効遲、更師調理、故屢換而屢試之、後師窺前方之不効、疑非其疵、又更方治、詎患其藥力之未速也、由是脾胃轉傷、遂至不救、猶恨天下無良師也、此其一慾也、乃慾之小者也、自丹溪倡陽有餘陰不足、及相火易動之論、而明醫雜著和之、統旨大旨又和之、故今之人、纔見虛弱發熱、一委之陰虛火動、開場便用滋陰降火、不分陽虛陰虛、脾胃弱怯、一槩用黃蘗知母生熟地黄天麥門冬牛膝天花粉五味子童便之類、胃強而陰血不足者、間或無虞、胃弱氣虛而無實熱者、服此純陰苦寒之劑、其火愈熾、甚至惡心胸滿欬嗽痰沫泄瀉聲啞、而斃、哀哉、叩其師、則曰、書以陰虛火動著其疵、吾以滋陰降火應其病、病之不起、天也、雖屢試屢死、而師家病家、終莫能醒其藥之悞、一歸之天、吁天何冤也、丹溪陽有餘陰不足之論、蓋為當時局方溫補之藥害人故著此以救一時之弊至於按病投劑陰虛則補陰陽虛則補陽呂嘗固執又呂嘗隄防流害一至於此據經云火鬱則發之又曰輕者可降重則從其性而升之蓋火之性上炎以輕揚之劑鼓之則易散也若不察而一以降火為言將逆其性而使之愈熾矣故曰甘溫去大熱是也按東垣書只有升陽散火湯火鬱湯二方並無滋陰降火之法豈賢如東垣者尚昧此滋陰降火之法歟緣脾胃喜溫而惡寒形寒飲冷則傷肺體既虛弱膚腠不密易致風邪由此欬嗽潮熱故以輕揚之劑投之其熱頓釋熱退即以補劑收其功時師暗于此理動籍開口則曰丹溪諸公云云人身之虛皆陰虛也故任前藥而不疑不思滋陰降火之藥皆斂肺助濕滯痰損脾者風邪火熱皆莫能散愈投愈欬愈進愈熱也此弊吳浙間尤罹其毒蓋王節齋亭茭山何大英皆浙產益易見信故耳此其二愆也乃從之大者也膏粱之家厚味相饒肉多積聚丹溪曰蒸蒸

發熱、積病最多、嗜欲者中心實快、故每迎師用藥、喜其而憚攻、抑不知積之不去、熱之不去也、多補則重閉其氣、是資其邪、而益其病也、初起未久、胃氣尚強、急當推之、而後議補、則無反顧之憂、若失機會、遷延日遠、莫能爲計、欲補則無成功、欲攻則胃氣已壞、畏首畏尾、待死而已、此其三惑也、乃惑之中者也、予壯歲患此、百師莫能瘳、幸遇至人、指示軒岐要領、病之禁忌、恬憺內觀、三年乃起、是以深悟此三大惑、又曰、今人樂看方書、不究竟經義、一遇虛熱之疾、動輒便是滋陰降火、顧生平所蘊、不過是明醫雜著、諸症辨疑、活人指掌等小書、識見淺近、易于觀覽、元宋已前、諸大家之旨、有至老未嘗觸目者、間有涉獵丹溪、則又僅能用其粗、而畧其精、丹溪治陰虛之法、固未嘗純棄人參、節齋則畏之如虎、汪石山病用參耆論、及營衛論云、丹溪言陽有餘而陰不足者、乃對待之言、是大槩之論、陰虛乃營中之陰氣虛、非特言腎陰也、此言發前人之所未發、深有功于丹溪者近代諸公所云，陰虛非精則血，故用劑惟養血滋陰也。又曰，抱樸子曰，按勞瘵之疰，曰骨蒸，殗殜，伏連，尸疰，勞疰，虫疰，毒疰，熱疰，冷疰，食疰，鬼疰，若骨髓熱者為骨蒸，半臥半起者為殗殜，五藏內傳為伏連，諸疰者，即今之傳尸也。世人聞其名則神驚而志恐，一抱其病，謂之必死無生，往往淹延竟至不救，傷哉。古方雖有狸骨獺肝，天靈蓋等藥，未嘗見効。惟在辨證分明，氣血未憊，精神未散，脉不弦數之時，早用崔氏灸四花穴法，及藥證相對，必有所濟。若妄意不察，凡遇寒熱欬嗽，便以鱉甲、黃耆為補虛羸之主宰，殊不知因風得補，非勞成勞，或以柴胡黃芩為解勞熱之先鋒，殊不知因虛得寒，不損成損，或以地黃當歸為滋血之良方，殊不知此藥性滯，大能損脾，或以人參白术為補氣之佳品，殊不知此藥力善補，偏用無功，大要須知傳尸之證，乃異常怪病，必患者能異常調攝，醫者能至誠合神，或藥之或灸之，則有不測之神以助之，而此病可瘳矣。孫又舉石山醫案，明醫雜著、忌用參耆論曰、石山醫案、行世六十餘年矣、内辨王汝言忌用參耆論、極其確切、而時師尚膠滋陰降火之偏、甘棄參耆、寧守滋陰降火之説、雖死無悔、石山之書既行、而人尚循習如故、何也、予意時師或未見石山書也、已上猶可恕矣、至勞瘵傳尸勞門、皆剽舊説曾無發明、其終至方外還丹以下、取紅鉛、取梅子、製乳粉、煉秋石等、種種邪術、邪説、則誕淫妄誕、不暇一一駁正、此本不過以勞瘵非尋常草藥所可能治、故欲譸張邪法、眩惑愚人耳、蓋審其説、半盗仙家之詐語、半勦釋氏之空談、衒奇誇邪、辨給阿徇、欺世誣民、無所不至、可惡尤太甚矣、要之皆無實學之所致也、嗚呼、如孫一奎者雖服極刑、猶有餘債、觀夫世之有小才智者、多被其言欺罔、深尚此書、以爲寶冊、動輒籍口、此亦皆由不知實學、不復正路、漫喜奇異遠馳希夷故也、由欲吾門子弟、平常踏着實地、拒却此等邪説、必勿爲之所惑、故詳書以戒之、可慎可慎、○孫又有言、求其死速之由、有三大惑、其一惑曰、須多服補藥、非假以歲月、不見功、病者厭効遲、屢換而屢試、遂至不救、此一段大似醫家者流、賣藥之口氣、不足言焉、其二惑曰、駁朱震亨陽有餘陰不足、陰虛火動、滋陰降火之害、及王綸明醫雜著之謬、此亦從前醫家之所論、固非始于孫氏、此亦非全是之議也、且云予壯歲患此、百師莫能瘳、幸遇至人、恬憺內觀、三年乃起、由其謂三年乃起、則知其所患非眞勞瘵也、又觀其謂遇至人、乃知其爲欲歟衍種種邪法、眩惑愚人、以術售其術之張本、蓋足以見其虛誕無實、害世惑人、爲吾道之深害也、故詳辨焉、

喻昌醫門法律、舉虛勞門、

喻曰、虛勞之證、金匱敘於血痺之下、可見勞則必勞其精血也、營血傷則內熱起、更有勞之之極、而血痺不行者、血不脫于外、而但畜於內、畜之日久、週身血走之隧道、悉痺不流、惟就乾涸、皮鮮滑澤、面無營潤、於是氣之所過、血不爲動、徒蒸血爲熱、或日晡、或子午、始必乾熱、

蒸氣散、微汗而熱解、熱蒸不已、瘵病成焉、內經凡言虛
病、不及於勞、然於大肉枯槁、大骨陷下、胸中氣高、五藏
各見危證、則因已言之、秦越人始發虛損之論、蓋飲食
多、自能生血、飲食少、則血不生、血不生、則陰不足以配
陽、勢必五藏齊損、越人歸重脾胃、旨哉言矣、至仲景金
匱之文、昌細會其大意、謂精生於穀、穀入少而不生其
血、血自不能化精、內經於精不足者、必補之以味、味者
五穀之味也、補以味而節其勞、則積貯漸富、大命不傾
設以雞口之入、為牛後之出、欲其不成虛勞、寧可得乎
所以垂訓十則、皆以無病男子、精血兩虛為言、而虛勞
之候煥若指掌矣、夫男子平人、但知縱慾勞精、抑孰知
陰精日損、飲食無味、轉勞轉虛、轉虛轉勞、脈從內變、色
不外華、故血不化精、則血痹矣、血痹則新血不生、并素
有之血、亦瘀積不行、血瘀則營虛、營虛則發熱、熱久則
蒸其所瘀之血、化而為蟲、遂成傳尸瘵證、窮凶極厲、竭
人之神氣、養蟲之神氣、人死則蟲亦死、其遊魂之不死

者傳親逬之一脉附入血隧似有如無其後蟲日滋長人日凋悴閲三傳而蟲之爲靈非符藥所能制矣巢氏病源不察謂有虚勞有蒸病有注病勞有五勞六極七傷蒸有五蒸二十四蒸注有三十六種九十九種另各分門異治後人以岐路之多茫然莫知所適且諱其名曰痰火而夢夢者遂謂痰火有虚有實乃至充棟諸方妄云肺虚用某藥肺實用某藥以及心肝脾腎咸出虚實兩治之法是於虚損虚勞中添出實損實勞矣鄙陋何至是耶仲景於男子平人諄諄致戒無非謂營衛之道納穀爲寶夫建中復脉皆稼穡作甘之善藥一遵精不足者補之以味之旨也豈有泉之竭矣不云自中之理哉後人補腎諸方千蹊萬徑以治虚勞何反十無一全豈非依樣葫蘆徒資話柄耶又云甘藥正稼穡作甘培補中央以灌輸藏府百脉之良藥此法惟仲景遵之其次則東垣丹溪亦宗之但東垣引以證内傷而不及外感丹溪引以證陰虚而不及陽損此聖域賢關之公

量也。秦越人發明虛損一證，優入聖域，雖無方可考，又
云因病致虛，東垣、丹溪法在，所必用。若虛上加虛，而至
於損，原氣索然，丹溪每用人參膏至十餘斤，多有得生
者。其見似出東垣之右。然則丹溪補陰之論，不過救世
人偏於補陽之弊耳。喻昌敏才，其說間有可取者，但至
強解血痺，混說虛勞，則鑿矣。若其曰蟲龜為靈，則妄矣。
始曰味者，五穀之味，後曰建中復脈為稼穡作甘之善
藥者，豈非自矛盾乎。且以李氏、朱氏、嚴氏等所為及用
大補湯、還少丹、保真湯類為治勞方法之真趣者，元以
自醫流中入，而不免此習弊也。何足知聖學之宗旨哉。

李中梓醫宗必讀立虛勞門。李曰：經曰，勞則喘且汗出，
內外皆越，故氣耗矣。勞字
從力從火，勞力則二火炎於高巔，氣急而喘，內越也；氣
蒸而汗，外越也。內外皆越，故氣耗矣。又曰：愚按內經之
言虛勞，惟是氣血兩端。至巢氏病源，始分五藏之勞、七
情之傷，甚而分氣血筋骨肌精之六極，又分腦髓玉房

胞絡骨血筋脉肝心脾肺腎膀胱膽胃三焦大小腸肉膚皮氣之二十三蒸，本事方更分傳屍鬼疰，至于九十九種，其鑿空附合、重出複見，固無論矣。使學者惑于多岐，用方錯雜，伊誰之咎乎。夫人之虚，不屬于氣，即屬于血，五藏六府，莫能外焉，而獨舉脾腎者，水為萬物之元，土為萬物之母，二藏安和，一身皆治，百疾不生。孫思邈云：補脾不如補腎；許學士云：補腎不如補脾。兩先生深知二藏為生人之根本，又知二藏有相贊之功能，故其說似背，其旨實同也。近世治癆，專以四物湯加黃蘗、知母，不知四物皆陰，行秋冬之氣，非所以生萬物者也。且血藥常滯，非痰多食少者所宜；血藥常潤，久行必致滑腸。名曰滋陰，其實燥而損血；名曰降火，其實苦先入心，久而增氣，反能助火，至其敗胃，所不待言。丹溪有言：實火可瀉，虛火可補。癆證之火，虛乎實乎，瀉之可乎。矯其偏者，輙以桂附為家常茶飯，此惟火衰者宜之，若血氣燥熱之人，能無助火為害哉。嘗見癆證之死，多死于泄

瀉、泄瀉之因、多因于清濁、司命者、能不為之兢兢耶、菫
可久治、瘵、神良素著、所垂十方、用參者七、丹溪專主滋
陰、所述治瘵方案、用參者亦十之七、不用參者、非其新
傷、必其輕淺者耳、自好古肺熱傷肺、節齋服參必死之
說、印定後人眼目、甘用苦寒、直至上嘔下泄、猶不悔悟、
良可悲已、幸李瀕湖、汪石山、詳為之辨、而宿習難返、貽
禍未已、以上諸說、回護調停、元自不少、而中梓堂、堂儒
者、為斷五行生剋邪說所惑、徒為區區脾土腎水之空
論者、抑何哉、蓋以其所學不正、故其所造不實耶、猶王
肯堂及第進士、而以念西居士為號之類耳、可惜哉、
張介賓景岳全書、立虛損門、又立勞倦內傷門、又立關
格門、為勞損之別名、又立脾胃門飲食門、繁雜重複、似
詳實惑、迷搜猜摸、覺歸無要、張曰、凡勞傷虛損、五臟各有所主、而惟心臟最多、且

心為君主之官、一身生氣所係、最不可傷、而人多忽而不知也、何也、夫五臟之神、皆稟於心、故憂生於心、肺必應之、憂之不已、而戚戚幽幽、則陽氣日索、營衛日消、勞傷及肺、弗已不已、如經曰、嘗貴後賤、雖不中邪、病從內生、名曰脫營、嘗富後貧、名曰失精、暴樂暴苦、始樂後苦、皆傷精氣、第其漸消暗爍於冥冥之中、人亦不覺、而不知五臟之傷、惟心為本、凡值此者、速至舒情知命、力挽先天、要知人生在世、喜一日則得一日、憂一日則失一日、但使靈明常醒、尚何塵魔敢犯哉、及其既病、而用參芪歸朮、益氣湯之類、亦不過後天之未着耳、知者當知亟先也、又曰、勞倦不顧者、多成勞損、夫勞之於人、孰能免之、如奔走食力之夫、終日營營、而未聞其勞者、豈非勞乎、但勞有不同耳、蓋貧賤之勞、作息有度、無關榮辱、習以為常、何病之有、惟安閒柔脆之輩、而苦竭心力、斯為害矣、故或勞於名利、而不知寒暑之傷形、或勞於色慾、而不知旦暮之疲困、或勞於遊蕩、而忍饑竭力於盧馳騾之場、或勞於疾病、而剥削傷殘於無術庸醫之手、或爲詩書困厄、每緣螢雪成災、或以好勇逞強、遂致絶筋之力、總之不知自量、而務從勉強、則一應妄作妄爲、皆能致損、凡勞倦之傷、雖曰在脾、而若此諸勞不同、則凡傷筋、傷骨、傷氣、傷血、傷精、傷神、傷皮毛肌肉、則實兼之五臟矣、嗚呼嗜慾迷人、其害至此、此其故則在、但知有彼而忘其有我耳、又曰、少年縱酒者、多成勞損、又曰、疾病誤治、及失於調理者、病後多成虛損、又曰、凡師尼室女、失偶之輩、雖非房室之勞、而私情繫戀、志想無窮、或對面千里、所願不得、則慾火搖心、眞陰日削、遂致虛損不救、又有年將未冠、壬水方生、保養萌芽、正在此日、而無知孺子、遽搖女精、余見苞萼未成、而蜉蝣旦暮者多矣、良可悲也、此其責不在孺子、而在父師、使不先有明誨、俾知保生之道、則彼以童心、豈識利害、而徒臨期懇禱、號呼悲戚、將何濟於事哉、又曰、凡虛損之由、具道如前、無非酒色勞倦七情飲食所致、故或先傷其氣、

[illegible] 卷之七

氣傷必及於精或先傷其精精傷必及於氣但精氣在人無非謂之陰分蓋陰爲天一之根形質之祖故凡損在形質者總曰陰虛此大目也若分而言之則有陰中之陰虛有陰中之陽虛然眞陰所居惟腎爲主蓋腎爲精血之海而人之生氣即同天地之陽氣無非自下而上所以腎爲五臟之本余故曰虛邪之至害必歸陰五臟之傷窮必及腎窮而至此吾未如之何也矣夫又曰凡損傷元氣者本皆虛證而古方以虛損勞瘵各分門類則病若有異亦所宜辨蓋虛損之謂或有發見於一證或有困憊於暫時凡在經在臟但傷元氣則無非虛損病也至若勞瘵之有不同者則或以骨蒸或以乾嗽甚至吐血吐痰營衛俱敗尫羸日甚此其積漸有日本末俱竭而然但虛損之虛有在陰分有在陽分然病在未深多宜溫補若勞瘵之虛深在陰中之陰分多有不宜溫補者然凡治虛證宜溫補者病多易治不宜溫補者病多難治此虛勞若乎有異而不知勞瘵之損即

之淡而虛之甚者耳凡虛損不愈則曰甚成勞矣有不
可不慎也○辨爪凡勞損之病本屬陰虛陰虛必血少
而指爪爲精血之餘故凡於診候之際但見其指爪乾
黄覺有枯槁之色則其髮膚營氣具在吾目中矣此於
脉色之外便可知其有虛損之候而損之微甚亦可因
之以辨也○勞倦內傷門曰勞倦一證即東垣所謂內
傷證也凡疾病在人有不因外感而受病於內者則無
非內傷而東垣乃獨以飲食失節勞役不足之病爲內
傷其故何也蓋外感內傷俱有惡寒發熱等證外感寒
熱者即傷寒也內傷寒熱者即勞倦也傷寒以外邪有
餘多宜攻散勞倦以內傷不足多宜温補然此二者病
多相類最易惑亂故東垣特用內傷二字以爲外感之
別蓋恐以勞倦之傷作傷寒之治則必致殺人矣此其
大義所當先辨又曰內傷之證東垣以飲食勞倦爲言
然飲食之傷有二而勞倦之傷亦有二飲食二證一以
傷饑不足一以留滯有餘勞倦二傷皆爲內傷而一以

無邪、一以有邪、凡饑飽失時者、太饑則倉廩空虛、必傷
胃氣、太飽則運化不及、必傷脾氣、然時饑時飽而致病
者、其傷在饑、故當以調補為主、是即東垣之所謂也、其
有不因饑飽、而惟以縱肆口腹、遂致留滯不化、當以化
滯消食為主、勞倦內傷之證、有因困倦、而忽然發熱、或
怠惰嗜臥、懶於言語、其脈緩而大、或浮或細、而無外邪
者、此即時人之所謂勞發也、單以溫補為主、有因積勞
饑飽、致傷脾胃、則最易感邪、而病為發熱頭痛、脈緊惡
寒、類傷寒等證、此內傷外感兼而有之、是即所謂勞力
感寒證也、若以此為真傷寒、則既由勞傷、已因不足、是
傷寒正治之法不可用也、若以此為非傷寒、則甚至發
斑發狂、結胸譫語等證、無不有之、而不曰傷寒、則人不
服也、觀東垣云、大梁受圍之後、死者多人、豈俱感風寒
者、誠至言也、第為兵革所困者、明為利名所困者、暗、故
今人多以勞倦而患傷寒者、無非此類、昧者不知、而妄
治殃人、豈其天年之果盡耶、誠可憫也、已上張說、似[illegible]

而實鑿，如其勞傷虛損以心為主，似得要領，而說勞倦勞損、陰分、陽分、飲食內傷、在脾在腎者，抑何哉。且一證之見，暫時之困，不足成勞病。勞倦勞損，元不相還，而云勞倦不顧者，多成勞損者，亦似過零碎。況在陰中之陰分者，固當宜溫補，何故不受溫補耶。此亦近時醫流通套之陋說，不足取也。又如飲食有餘之證，此即傷食，固非勞傷類，不可在此處論焉。但饑而為病者常少，而飽而為病者每多。此亦非說飲食勞倦之鑿耶。惟辨八一一段，稍見用心耳。蓋明末諸醫之中，如張介賓、蕭京之才秀，頗勝於等輩，而才秀反陷于過鑿，遂至拘泥泛濫，惜哉。

馮兆張錦囊祕錄立勞瘵門。馮曰，首列丹溪節齋，專主滋陰降火，以寒涼立論，數篇理淺易窺，以寒治熱，似乎平正，殊不知苦寒入胃，生意潛消，為望其滋生化育，或稟賦偏陽之人，希可偶合暫抑陽光、終非久服調養、此其弊也、後列諸賢補水配火、及水中補火、調心補腎、扶脾保肺、諸篇理奥難明、以温除熱、補脾保肺、養陽生陰、似拙似迂、實乃根本澄源之至要、有得無失、愈遠愈佳、此其功也、二者並存、學者細心熟玩、爲功爲弊、一目了然、便知有所趨向、以理淺者首揭之、猶易入門而可登堂入室也、又曰、勞病本不自生、或抑鬱成勞、多氣成勞、傷風不醒成勞、男女失配、積想成勞、積熱成勞、久瘧成勞、酷慾成勞、過飲成勞、傳染成勞、産怯成勞、所因雖多、未有不因虛弱、勞傷心腎、精血耗損而得、精竭血燥則勞生焉

今審秘録、所集始揭朱震亨王綸陰虛火動說、辨治法之不妥、後雜擧刼獻可張三錫張介賓諸說、斷以己意、主張温補、揄揚之八味丸、稱無上之神方、說能說妙、喋喋而喧、嗚呼自古至今、迷色迷貨、迷博迷酒、不問貴賤才愚、皆均如馮兆張、可謂迷地黄丸矣、不然則若非迷精、必是謟諛耳矣、

張三錫醫學六要立虛損勞瘵二門　張三錫曰世人以
倦怠夜熱自汗羸
瘦欬嗽唾血遺精經閉憔悴等症悉名弱疾例用坎離
補陰丸料一派滋陰藥不知人以脾胃為主五臟精血
虧損全賴脾土化生此等苦寒惟陰火盛而腸胃枯澁
者宜之若中氣虛而肺金不足脾虛不能攝涎嘔吐瀉
利身熱欬嗽服之愈重又曰勞力易治勞心難攻今人
嗜慾無節起居不時七情六欲之火時動乎中飲食勞
倦之過屢傷乎體漸至陰水枯竭陰火上炎而發蒸蒸
之燥熱或寒熱往來似瘧非瘧古名蒸病或二十四種
或三十九種名雖不同證亦稍異（此下全文同醫學正
傳）又曰勞傷五臟皆成瘵獨肺勞莫治以欬嗽血陰
火上炎日晡甚久之咽喉生瘡一邊睡或左或右寒涼
滋陰則傷脾而增瀉參朮益氣而助火則增嗽添瀉添
喘死期迫矣大抵脈細數骨蒸乾欬聲啞者必不可救
乃真陰虧損病在膏肓藥莫能及針莫能達也有一家

傳染者未必有蟲亦是稟受俱係陰虛而然壯實自不能染又曰血肉之軀原非金石養之者既斵攻之者殊衆欲無不損得乎縱情恣慾極思疲神自傷成損積損成勞漸變吐血潮熱骨蒸自汗吐瀉腫脹眩運崩遺經閉瘰癧憔悴等虛症出矣大抵虛損分兩途一則中氣虛虧內傷脉緩或虛大無力可治一則真陰虧損陰虛火旺脉弦數無力難治又曰童男室女情竇已開積想在心多致勞損男則神色先散女則月水先閉蓋憂愁思慮則傷心心傷則血逆竭故神先散而月水先閉也火既受病不能榮養其子故不嗜食脾既虛則金氣虧故發嗽嗽既作水氣絶故四肢乾木氣不充故多怒鬢髮焦筋痿五臟以次傳遍故卒不死然終死矣比於諸勞最為難治或能改易心志用藥食補接間得九死一生此亦與前諸書說不相遠

原夫唐前後之言勞瘵也論則煩雜而無約束。治則固執而守死方元明之言勞瘵也若非陰虛火動用四物湯知母黃蘗則必是腎陰水虧命門火衰用補中益氣湯八味丸六味丸雖有少不同而皆無出斯範圍蓋唐前後之論猶漢唐諸儒記誦訓詁之學元明之說猶宋明學者性理心法之學記誦訓詁雖似執一徒守成方其害却淺至于性理心法懸空過鑿愈深愈遠陷弊不可勝言大凡明末醫流之所説也或太極或先天後天或坎離或陰中之陽陽中之陰或天一生水等隔陌強引自喜以爲醫理合于

易理每論根因動輒籍口不知易本陰陽家之筮法占蓋固聖人之所不取故亦固當與明末醫說相符合不足異也以其醫說與易符合故益可以證易者陰陽家之書而聖人所不取矣至乎論語無一語可牽合故自不能攙和此孔子之所以夐賢於群聖生民以來未嘗有之集大成至聖而非區區醫家者流之所能知也故明末醫流之說究竟想像之見只是五行生剋勝復配當之空理口可言理可推猶釋氏之說過去未來變化自在不可窮極此由

其空理也故驗之實事則皆違矣視之正說則皆邪矣今之列舉諸說雖固非吾門所取用而開傍觀之眼以知敗局之輸着則資益廣見不爲不多讀者須致三思焉

又有急勞一證不可不知也其證初感風寒微邪猶時疫熱病惡寒發熱或午後潮熱或晝夜熱不醒微有汗或寢汗必欬嗽痰喘或舌鮮紅或中道一路有薄黄黑胎或咽乾微渴飲食少進大便結閉脉浮數若係勞瘵者脉雖浮必芤肌熱如灼手痰白如沫此證不可救藥故用芪胡桂

枝湯或小柴胡湯或白虎湯熱不止不知者視大便七八日不通用承氣湯下之雖大便或瀉或溏而熱不醒遂用大劑白虎湯日至委頓終向死路者間有之此雖固死證而誤治亦甚况於悠悠者流用五積散十神散類顛顧僥倖者乎亦落同一手段豈可不詳察哉

大凡此證自十五六歲及二十二三生長發秀之時有少屈撓抑鬱不遂不暢則必釀成之故近時患此證者多是敏捷伶俐之人而温重簡默之徒反鮮間有壯年患者但

青年者其氣機進疾故脉必急數壯年四十已上者脉浮虛唯至午後晚間有熱時作數耳此為異也此其年紀既衰之兆所以使然也

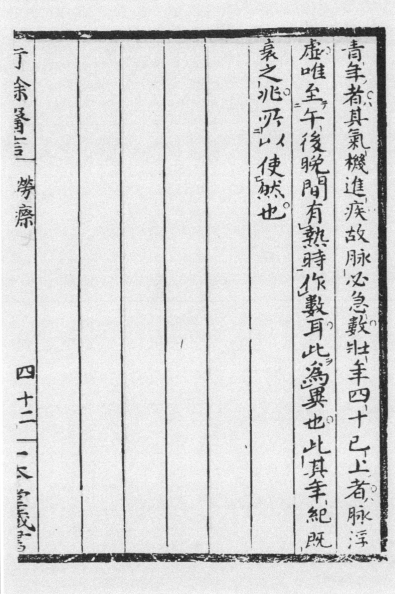

辨崔氏四花灸法

勞瘵非灸不能治愚人皆能知之特醫者不知而徒用草藥悠悠度日病日重篤終至無可柰之何猶且覺藥未達及斃不悔不亦可歎乎世間以吾門爲此證專門名家請診者不絕以其專用灸治也而當其病徵萠將成未成脉未數之時灸之多壯則猶可治十之二三若及病已成脉已數則決不可治也古唯有唐崔知悌獨知是意創造四花灸法救人最多誦其序言其意厚而且勤矣但用繩度

法定灸處者未盡善矣何也凡人身可灸處謂之孔穴言其以指頭按抑搜索宛宛陷者中猶穴也若不有陷中猶穴何得謂之穴乎今如四花橫點多當膂骨上而當骨間陷者中者至稀然則不可謂之穴徒若熱痛耳何能愈病如竪點亦然此乃脊骨正中若當高處是骨罅即督脉經穴也若當低處或當高低之間則亦非穴亦唯熱痛無効不須言也疑崔氏欲俗人易曉而然耶抑漫信所傳受不如是耶今欲灸四花穴者須必就橫點然以指頭按抑

索取得骨間陷者灸之如豎點亦上下酌量當脊骨正中高處灸之則佳爾若不然而徒從繩度法直灸其處則縱橫俱是骨上固非孔穴而以此為是妄從舊法此乃孟浪胡亂終不知穴之為穴者耳由是後世有疑于此改用七腧十腧強當四花雖似妄為而視之徒任繩度法不知求穴者似亦優矣故吾門不取四花繩度法直自九十腧至十四及十六腧多炷長灼至千萬壯纔覺功効雖使此可治之證若非多灸亦不可治故以多長灼艾為善此吾門

之所以不用四花灸法而能治此證也。

外臺秘要所引崔氏別錄灸骨蒸方圖并序中書侍郎崔知悌撰夫含靈受氣稟之於五常攝生乖理降之以六疾至若岐黃廣記柳有舊經攻灸單行穿取今衛骨蒸病者亦名傳屍亦謂殗殜亦稱伏連亦曰無辜丈夫以癖氣為根婦人以血氣為本無問少長多染此疾嬰孺之流傳注更苦其為狀也髮乾而聳或聚或分或腹中有塊或腦後近下兩邊有小結多者乃至五六

臥盜汗夢與鬼交通雖目視分明而四肢無力或上氣
食少漸就沈羸縱延時日終於澌盡余昔忝洛州司馬
常三十日灸活一十三人前後差者數過二百至如狸
頭獺肝徒聞曩說金牙銅鼻罕見其能未若此方扶危
拯急非止單攻骨蒸又別療氣療風或瘴或勞或邪或
癖患狀既廣救愈亦多不可具錄略陳梗槩又恐傳授
謬訛以誤將來今故具圖形狀庶令覽者易悉使所在
流布頗用家藏未暇外請名醫傍求上藥還魂反魄何

難之有遇斯病者可不務乎○灸骨蒸及邪但夢與鬼
神交通無不差之法　使患人平身正立取一細繩令
於脚下緊蹈男左女右其繩前頭使與大拇指端齊後頭令
當脚跟後即引向上至曲膕中大横文便截繩使斷又
使患人解髮分兩邊使見分頭路仍平身正坐乃取向
所截繩一頭與鼻端齊引向上路頭通過逐脊骨引繩
向下盡繩頭即點着又別取小繩一頭與唇端齊合口
處一頭向上至鼻底便截斷將此短小繩於前所點處

中指横分兩邊兩頭各點記使與中央初點處正横相當此小繩兩頭是灸處當脊初點者非灸處只借爲度其點拭却○此後世所謂患門二穴也但此時未有其名稱患門者唯於李梴醫學入門張介賓類經圖翼中見之其他皆不擧名然則患門之名後人之杜撰也

又法使患人平身正坐稍縮膊取一繩繞其項向前雙垂共鳩尾齊即截斷鳩尾是心岐骨人有無心岐骨者可從胸前兩岐骨下量取一寸即當鳩尾仍一倍繩

向後取中屈處恰當喉骨其繩兩頭還雙垂當脊骨向
下盡繩頭點着又別取一小繩令患人合口橫度兩吻
便割斷還於脊上所點處橫分點如前其小繩兩頭是
灸處長繩頭非灸處拭却以前總通灸四處日別各灸
七壯已上二七已下其四處並須滿二十壯未覺效可
至百壯乃停候瘡欲差又取度兩吻小繩子當前雙垂
繩頭所點處逐脊骨上下中分點兩頭如橫點法謂之
四花此後點兩頭亦各灸百壯此灸法欲得取離日量

度度訖卽下火唯須三月三日艾爲佳瘵差百日已來
不用雜食灸後一月許日患者若未好差便須報灸一
如前法當卽永愈○此卽崔氏四花灸取穴法也如其
云取离日須三月三日艾等俱係拘忌無益治術非足
論者唯其灼艾自七壯二七壯至二十壯百壯者壯數
已少何能治斯疾唯多灸而纔可得效耳世俗灸四花
穴用日倍法雖非舊法若能耐者於治疾卻勝於數少
者初日七壯二日十四壯三日二十八壯四日五十六
壯五日百十二壯六日二百二十四壯七日四百四

十八壯七日合八百九十六壯左右合千七百九十二壯蓋限七日為徹如其至七日左右合八百九十六壯則已能耐者甚少況合四穴灸之合千七百九十二壯此豈尋常患人所能耐哉故吾門固不點四花穴亦不取此灸法平常所灸大槩一穴自五十壯及百壯左右二穴或百壯或二百壯若四穴或二百壯或四百壯日日如此不限七日累數十日至千萬壯者比比皆然此法病人皆能耐之欬熱日減元氣日旺沫汗止飲食進遂得痊愈者不可勝記間有

絶不覺熱痛或只覺煦煦氣味者如是則一日或自千壯至五千壯殊無苦患益覺爽快予所目擊既十數人皆能多灸免死回生詳見治驗案中又有甚熱痛不能忍灸者壯數自不可多斯人病終不可治非可痛乎○意崔氏本有圖外臺秘要不載圖唯存文字後世言取四花穴法者較之崔氏文字甚易會得可併見而知也萬可久十藥神書高武鍼灸聚英虞摶醫學正傳徐春甫古今醫統李梴醫學入門張介賓類經圖翼是也此

中十藥神書最易解且有圖甚詳

十藥神書云先兩穴令患人平身正立取一細繩蠟之勿令展縮順脚底貼肉堅踏之男左女右其繩前頭與大拇指端齊後頭令當脚跟中心向後引繩循脚肚貼肉直上至曲䐐中大横紋截斷又令患人解髮分兩邊令見頭縫自顖門平分至腦後乃平身正坐取向所截一頭令與鼻齊引繩向上正循頭縫至腦後貼肉垂下循脊骨引繩向下至繩盡處當脊骨以墨點記之又取一繩子令患

人合口將繩子按於口上兩頭至吻却鈎起繩子中心至鼻柱根下如入此便齊兩吻截斷將此繩展令直於前來脊骨上墨點處橫量取平勿令高下於繩子兩頭以圈記白圈是灸處○繩子先中摺當中以墨記之却展開繩子橫量以繩子上墨點正壓脊骨上墨點爲正兩頭取平勿令高下　後二穴畧鍼灸聚英類經圖翼俱作如人字樣

高武鍼灸聚英云崔知悌云灸骨蒸勞熱灸四花穴以

稲稈心量口縫如何濶斷其多少以如此長裁紙四方當中剪小孔別用長稲稈踏脚下前取脚大指爲止後取脚曲踿橫文中爲止斷了却環在結喉下垂向背後看稲稈止處即以前小孔紙當中安分爲四花灸紙角也可灸七壯初疑四花穴古人恐人不識點穴故立此捷法當必有合於五藏俞也今依此法點穴果合大陽行背二行鬲俞膽俞四穴崔氏止言四花而不言鬲俞膽俞四穴者爲粗工告也今只依揣摸脊骨鬲俞膽俞

爲正然人口有大小闊狹不同故四花亦不準○此近
時世間所謂髙膽四花者也疑是崔氏所著資生經中
灸骨蒸勞熱之一法偶因與四花穴處相近況且以疑
四花元非本經穴遂強爲之耶若摸索七腧十腧以指
頭隔者定爲穴處則稍可也若徒剪四方紙爲量點其
四角端以定灸處則與向之用繩度法點四花者何異
其不擇骨上骨罅則同歸疎失豈足取乎高武氏引崔
條意是崔氏資生經中之言今無資生經刊本不可攷

校今時世上所有鍼灸資生經者乃後世王氏所編非
崔知悌書姑期後考
徐春甫古今醫統云按資生經灸骨蒸勞瘵取上二穴
合五椎兩旁開三寸乃心俞二穴是也心主血勞爲血
病故灸之崔知悌取四花穴灸勞按其量法節用中備
載之先比口吻闊狹樣式度裁紙四方中剪一孔取脊
中墨點以紙中孔按上其紙四角平取四花是其處
膈俞之四穴也經曰血會鬲俞疏曰血病治此蓋骨蒸

勞熱血虛火盛故取此以補之膽為肝之腑藏血故亦取之崔氏止言四花不言膈膽俞四穴為粗工告也今世以四花斜取其誤也故多不效依平取之然要合三俞穴方準有効今以傳訛舂甫一旦鑿正恐人不信故載斜穴於前而辨其誤於後知者審而用之幸勿踵其誤為可也〇此亦據資生經用平取法言膈膽四花為定亦未覺摸索骨縫之為真取穴法惜哉

李梴醫學入門云經門四花即崔氏四花穴不灸脊上

二穴各開兩傍共成六穴上二穴共闊一寸下四穴相等俱吊線比之以離卦變作坤卦降心火生脾土之意也○此亦易竪點爲橫點究竟鬲膳之意而唯寸法大狹爲異且稱經門者不知何所據也

張介賓類經圖翼云愚按前法灸脊傍四穴上二穴近五椎心俞也下二穴近九椎肝俞也崔知悌不指穴名而但立取法蓋欲人之易曉耳然稽之脊背穴法則太陽二行者當去脊中各開二寸方得正脉乃可獲効用

者仍交審之〇此以下橫點爲肝俞與高武徐春甫同膽俞意頗違且以太陽二行律之則似視四花寸法稍狹爲不是要之皆拘寸法不知取眞穴則不在乎此故也

附字辨

勞字為疾以身勞心勞而成故宜用勞字為當非如積聚字萬事萬物皆可稱用也後世舉癆字非也按說文云朝鮮謂藥毒曰癆玉篇云癆瘌也瘌辛也痛也字彙癆瘌惡人瘌癆瘌不調康熙字典廣韻癆瘌惡人楊子方言凡飲藥傅藥而毒北燕朝鮮之間謂之癆註癆瘌皆辛螫也又博雅痛也此癆即辛螫毒痛之義而非勞病義後世用之非是然正字通觀俗醫亦稱云今俗以積勞瘦削為癆疾

此亦非也瘵玉篇勞病也字彙勞瘵其他皆云勞病故以瘵爲此疾名甚爲至當正字通引道藏玉樞經有天瘵地瘵三十六瘵大安蒸又作㾓字彙骨㾓病也康熙字典云五音集韻支庱切音拯骨㾓病也正字通云按方書本作骨蒸舊本作㾓非殗玉篇於劫切同[illegible]殗殜殜余攝切又字彙殗音𡃤又衣炎切正字通音葉又音淹郭璞方言註病半臥半起也康熙字典音浥又衣廉切殜字彙音葉又直葉切音牒正字通康熙字典亦同又正字通云按舊本

殗有淹殜二音。殜當音牒。不當復音葉。如殜用葉音則令殗殜讀之讀如葉葉非是。○後世又殜作殢。大非。元與殜義不相關。

欬嗽

欬口漑切音慨　嗽先奏切音謏

辨肺癰肺痿肺脹

欬嗽者内氣暴聚逆發成聲之稱也夫人身元氣表裏上下充周貫徹無所不至而其餘裕之遊氣出於氣道喉門呼吸升降往來不止者呼爲氣息唯有出入未嘗作聲若語歌吟嘯則音聲乃發從心所欲此心動氣息以成語歌吟嘯之聲耳未有心不動氣能成聲者也若謦欬亦然但故故爲之而非疾也今有外邪侵身攻圍表氣則表氣不能順行鬱滯不暢反偏向裏面氣道助爲聚發上逆之勢

則氣道上口亦有滯痰粘着常氣升降不能快利必蹶跌而後出乃遂激動發聲以成欬嗽也苟一如此則脫氣成道慣習如常頻併欬嗽無有寧息邪散氣復前路其欬自止欬比諸證最易成熟路故微邪淹滯輕欬不止則內氣暗脫荏苒時月竟成勞瘵諸候唯欬為甚可畏觀世之視以輕忽者多不免釀成勞瘵可不慎乎蓋斯氣即血肉精骨之所覆載以為主者也今也日夜欬嗽喝喝不息斯氣朝脫暮漏勢不可止而津液亦滯為痰稀粘白沫隨欬隨

出無復營養軀殼精血失所倚賴相與內消暗耗肉削骨立惡寒晡熱盜汗自汗遺精喀血瘵形全成終至無可奈之何欬之不可不畏也如此乎又有因癥瘕而欬者此以腹背間癥瘕漸長占據地位薄侵內氣內氣不堪憤激聚發氣道以成欬也多有微邪外束以啓其行者以其微邪故病者不覺耳久欬必有吐血何則欬嗽氣發扇動氣道擾臟腑撼軀殼猶暴風吹物動搖遂至摧損也而裏面臟腑肌皮素極柔軟如口中左右肌皮易破易爛今也欬氣

頻逆掠拂氣道食道為之戚撼動自相揉摩擦破肌理肌理頻綻血路隨開血從瘀出或食道裏面被欬刮熱傷乃生泡子猶湯火所傷外面生熛漿及驟含熱物口中爛傷生泡也泡中或漿或血日々長大鬱久血瘀泡稍大血隨多血多少從泡大小是血自食道來以其比氣道尤柔軟易破也不但食道氣道亦下連肺心肺心亦柔軟被久欬扇動破傷見血是故欬血最為極危可畏之候必然明矣

大凡欬而脉數者即是勞瘵甚惡候也不可輕視脉緩

可治

欬

出靈樞邪氣藏府病形篇云欬引小腹又五癃津液別篇玉版篇五邪篇熱病篇經脉篇水脹篇

出素問玉機眞藏論生氣通天論陰陽別論痹論繆刺論風論評熱病論四時刺逆從論標本病傳論平人氣象論至眞要大論六元正紀大論五常政大論刺禁論刺腰痛論厥論脉解篇云欬則有血評熱病論云欬出清水也

出金匱方論

勞欬

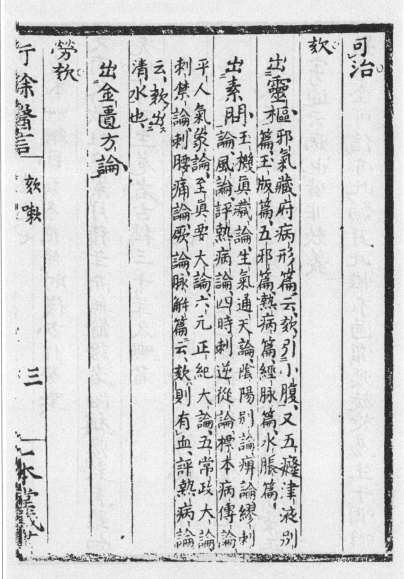

出本艸綱目、款冬花條附後方作勞嗽、

又有久欬吐痰累月積年而無餘證者俗稱痰欬有雖向老境亦不至危者古稱三十年久嗽者出千金方又外臺祕要所引深師方古今録驗俱作久欬又千金方謂久欬為瘶非也靈樞云風瘶膚脹元是風水瘶字即水病之意康熙字典引集韻腫病字彙正字通云病也皆非欬義

雖未全可信亦此類耳此惟不過滯痰旋旋易生于咽喉

之間故無大害由其人脉緩形體不瘦無他證也若有脉稍數體稍瘦又加之以他證則不可視以爲尋常微恙也或終至必成勞瘵無可奈之何尤可畏也又可慎也又有小兒久欬皆因飽煖過愛養成癥與蟲滯痰壅礙咽喉之所致也土俗呼爲百日欬者是也言非歷百日之久則不已也又有屬哮喘者亦同痰欬

病源候論云呷嗽者即是今之哮證詳見哮喘門

又有結毒欬久欬吐痰脉差數欬甚則吐紫血幾類勞瘵

此因瘀血惡汁滯着經隧而外氣不得流暢故外氣内奔聚發暴逆以成欬也與邪欬同意須詳察證候以施其治全備瘵候則不可治稱乾欬嗽者多是此證其餘外邪欬嗽癥欬嗽亦有乾者以不吐痰故稱乾也然非全無痰唯稀吐痰耳又有稱卒欬嗽者謂卒然而發欬嗽也

肘後方及外臺秘要所引深師方張文仲方備急方同此由物觸喉門咽嗆而然非有別因又有時行嗽治門閭境無貴賤長幼皆悉患欬者是也即外邪所傷特時行爾

巽耳如戴思恭所云
證治要訣云時行嗽發熱惡寒頭痛鼻塞氣急狀如傷
冷熱連欬不止初得病即伏枕一兩日即輕記壬午秋
滿城有此病纔時甲午年夏秋之交此病又自南而北
得免者少並呼爲蝦蟆瘟是也但蝦蟆瘟者謂痄腮之
腫多如蝦蟆狀也前證衆人欬嗽其聲啞而盈耳故稱
此名乎○予亦曾記寶永戊子之秋舉都罹此患免者
無幾亦自南地而北漸其終至發麻疹而後已俱是天

行邪氣之所使然也

又有欬而吐水者此多是癥欬也素問云欬出清水是也

又有妊娠欬一曰孕嗽

後世呼爲子嗽者非也凡如子腫子淋類皆謬稱也

多在有身五六月以後其證乾欬不已餘無所苦直至分娩後方纔自愈若無他證能食者須不加治以待自寧此由胎漸長激動內氣聚發而上爲欬嗽元非善候故加之寒熱痰瘦則至產後終成蓐勞宜預防他證勿沈思妄想

鬱怒過憂最可畏感冒外邪以其釀成勞瘵也又有晝日連欬不已入夜穩眠無事者或晝日靜了入夜哈哈欬嗽不得交睫者共屬臟欬由其臟之動或晝或夜隨乃發嗽耳早晨頻欬與午後日晡多欬者多係勞家亦隨臟與執之發也

丹溪纂要云早晨嗽多者此胃中有食積至此時火氣流入肺中上半日嗽多者胃中有火午後嗽多者屬陰虛黃昏嗽者火氣浮於肺明醫雜著醫經大旨等書

嗽作五證治大還有午前嗽
更欬引薛己云
又欬而聲嘶與欬久聲啞者由癥礙聲音之關致然輕病
邪欬間有無害在勞家則益為惡候又有稱酒客欬者
出金匱方論又丹溪心法作酒嗽
是由過飲釀成癥疝而欬即是癥嗽呼為湊肺者非也
證治要訣云有飲冷熱酒或飲冷水傷肺致嗽俗謂之
湊肺
又有稱肺癰者以欬而吐膿故名果肺生癰乎抑亦胃脘

生癰乎其不可知也然而以吐膿如米粥或濁唾涎沫或後吐瘡痂覲之皆是食道所出而決非氣道可吐則恐當是胃脘而非肺矣私意古人據欬引胸中當心痛久久腥臭胸中甲錯等候假命為肺癰耳或曰肺心所連胃脘處生癰而膿自胃脘出則猶可也亦不若直謂胃脘熱鬱蓄膿由欬破而吐出之為穩究竟勞瘵中之別證法同欬也又有稱肺痿者全是今之勞瘵古人所說與肺癰混一而無甚異

病源候論作肺萎

又有稱肺脹者。似今痰欬哮嗽。竟是邪欬。但痿虛候脹盛。候而推之痿脹。並以想像言之。夫肺之痿也。脹也實不可知。則皆是捕風之空論。無稽之濫名。不可取用

金匱方論云寸口脉數其人欬口中反有濁唾涎沫者何師曰為肺痿之病若口中辟辟燥欬即胸中隱隱痛脉反滑數此為肺癰欬唾膿血脉數虛者為肺痿數實者為肺癰（）外臺祕要云仲景傷寒論欬胸中滿而振

寒脉數咽乾不渴時出濁唾腥臭久久吐膿如粳米粥
者肺癰也○金匱方論云上氣喘而躁者屬肺脹欲作
風水發汗則愈又云欬而上氣此爲肺脹其人喘目如
脫狀脉浮大○外臺秘要云仲景傷寒論肺脹者欬而
上氣煩燥而喘脉浮者心下有水宜服小青龍湯加
石膏主之
又專謂欬爲肺疾者非也素問已言之
素問云問曰肺之令人欬何也對曰五藏六府皆令人

欬非獨肺也　欬論

張介賓妄爲肺燥痒之説可謂過鑿矣

類經註云蓋欬有內傷外感之分自內而生者傷其陰也陰虛於下則陽浮於上水涸金枯則肺苦於燥肺燥則痒痒則欬不能已

若謂喉怕痒故欬則可至于肺痒則不可自知覺既不可自知覺者何可得自他人揆識之乎甚屬強臆若素問云皮毛受邪則似矣而猶隔靴爬痒况其説迂遠殊欠明白

乃醫家者流之常談耳。

素問云皮毛者肺之合也皮毛先受邪氣邪氣以從其合也其寒飲食入胃從肺脉上至於肺則肺寒肺寒則外内合邪因而客之則為肺欬五藏各以其時受病非其時各傳以與之人與天地相參故五藏各以治時感於寒則受病微則為欬甚者為泄為痛欬論

古多稱欬逆者謂欬而氣逆上也猶謂噦而氣逆曰噦逆嘔而氣逆曰嘔逆之類明白的當無復可疑且按金匱方

論。神農本艸等稱欬逆上氣。

金匱方論云病欬逆脉之云云欬逆上氣欬而上氣

神農本艸石鍾乳太一餘糧菖蒲等條名醫別錄稱欬嗽上氣貝母條

素問云欬逆氣交變大論六元正紀大論又欬嗽上氣五藏生成論

巢元方既云。欬逆者是欬嗽而氣逆上也

出病源候論

王燾又混擧欬逆。欬嗽。欬上氣。

外臺秘要云深師療欬嗽上氣又療欬上氣又療上氣

欬嗽必効方廣濟方同崔氏療上氣暴欬救急療上氣欬深師療上氣欬逆又療久上氣欬肘後療久欬上氣古今録驗療欬氣上多涕唾

靈樞直云欬上氣（本藏篇經脉篇刺節眞邪篇又素問玉機眞藏論又脉觧篇云嘔欬上氣）觀此數條可以證見欬逆即欬而氣逆上也而朱肱以下反謂噦爲欬逆張介賓既辨其訛朱肱活人書陳言三因方等皆云如是大非也由是後世承其訛者多矣

及謂欬逆今之喘嗽者並謬誤之尤甚者也。
見證治準繩。
又有謂欬與嗽異別說其狀者成無己劉完素以下皆同。至何粹夫說則醫書見以爲奇多引印證雖有義存焉亦未免欲強辨別獨張從政能知其誤辨論最明勝於諸說遠矣。
成無己曰欬則有聲無痰嗽則有聲有痰明理論
劉完素曰欬謂無痰而有聲肺氣傷而不清也嗽是無

聲而有痰脾濕動而爲痰也欬嗽謂有痰而有聲蓋因傷於肺氣動於脾濕欬而爲嗽也保命集張元素亦同活法機要若無聲有痰者直可謂之吐也何涉欬嗽況吐痰亦必不得不作喝喝聲乎豈得謂無聲哉成無已則稍可也而分則同矣如劉張二氏可謂鑿而悖理矣

何瑭曰病機機要謂云云竊謂此論欬嗽二證蓋倒說也肺爲氣主而聲出焉肺傷寒飲鬱而爲痰聲欲上出

為痰所隔故相攻而作聲痰出聲乃通利斯謂之欬外感風寒肺管為寒氣所束聲出不利故亦相攻作聲然無物也斯謂之嗽欬字從亥亥者有形之物也故果核草荄皆從亥亥復有隔閡之義嗽字從束從欠此古人制字之妙乃二證之所以分也但二證亦常相因醫書不甚分別至于肺傷血出阻隔氣道則亦欬之類也　栢齋文集卷十醫學管見

張從政曰嗽與欬一證也後人或以嗽為陽欬為陰

無考據且內經欬論一篇純說嗽也其中無欬字由是言之欬即嗽也嗽即欬也陰陽應象大論云秋傷於濕冬生欬嗽又五藏生成篇云欬嗽上氣又診要經終論云春刺秋分環為欬嗽又示從容篇云欬嗽煩冤者腎氣之逆也素問惟以四處連言欬嗽其餘篇中止言欬不言嗽乃知欬嗽一證也或言嗽為別一證如傷寒書中說欬逆即咽中作梯磴之聲者是也此一說非內經止以嗽為欬生氣通天論云秋傷於濕上逆而欬與應

象論支義同而無嗽字乃知欬即是嗽明矣儒門事親
諸欬名狀雖如有數而要之元唯一内氣之逆發而其因
則三矣所謂邪欬癥欬結毒欬是也
邪欬者風寒濕外邪侵入而激發内氣也癥欬者癥疝
激發内氣也蟲欬孕欬瘵欬哮嗽皆同結毒欬亦同
然素問曰五藏六府皆令人欬非獨肺也而分說十一種
欬狀支離殊甚如是則藏府互相交錯不止百種啓後世
之泛濫者皆自素問肇爲可謂作俑矣

素問云肺欬之狀欬而喘息有音甚則唾血心欬之狀欬則心痛喉中介介如梗狀甚則咽腫喉痺肝欬之狀欬則兩脇下痛甚則不可以轉轉則兩胠下滿脾欬之狀欬則右脇下痛陰陰引肩背甚則不可以動動則欬劇腎欬之狀欬則腰背相引而痛甚則欬涎又云五藏之久欬乃移於六府脾欬不已則胃受之胃欬之狀欬而嘔嘔甚則長蟲出肝欬不已則膽受之膽欬之狀欬嘔膽汁肺欬不已則大腸受之大腸欬狀欬而遺失心

欬不已則小腸受之小腸欬狀欬而失氣氣與欬俱失
腎欬不已則膀胱受之膀胱欬狀欬而遺溺久欬不已
則三焦受之三焦欬狀欬而腹滿不欲食飲欬論

如病源十種欬

病源候論云又有十種欬一曰風欬語因欬言不得竟
二曰寒欬飲冷食寒入注胃從肺脉上氣內外合因之
而欬三曰支欬心下鞕滿欬則引痛其脉反遲四曰肝
欬欬而引脇下痛五曰心欬欬而唾血引手少陰六曰

脾欬欬而涎出續續不止引少腹七曰肺欬欬而引頸項而唾涎沫八曰腎欬欬則耳聾無所聞引腰臍中九曰膽欬欬而引頭痛口苦十曰厥陰欬欬而引舌本

深師五嗽。

外臺秘要引深師療五嗽一曰上氣嗽二曰飲嗽三曰燥嗽四曰冷嗽五曰邪嗽又有備急華佗五嗽名

○按和劑局方備急五嗽圓治五種欬嗽作燥嗽

古今録驗五嗽。

衍餘醫言　卷之七

同上疏引古今録驗、四滿丸療五嗽、一為氣嗽、二為痺嗽、三為燥嗽、四為邪嗽、五為冷嗽。

許仁則四嗽。

同上疏引許仁則論欬嗽病有數種、有熱嗽、有冷嗽、有肺氣嗽、有飲氣嗽。

千金九種氣嗽。

見千金方、有名無目。

本事方十六般哮嗽等類。

續本事方十六般哮嗽云心嗽肝嗽脾嗽胃嗽膽嗽肺嗽膈嗽勞嗽冷嗽血嗽暴嗽產嗽氣嗽熱嗽哮嗽腎嗽

又如久欬

始出素問欬論○金匱方論以下肘後方病源候論倶稱久欬嗽千金方外臺祕要及所引古今録驗延年方備急方崔氏方皆稱久欬千金方又稱久嗽又千金方稱三十年欬嗽及外臺祕要所引深師方古今録驗稱三十年欬氣

陰欬

見金匱方論

夜欬

出外臺祕要所引古今録驗

新久嗽

見千金方外臺祕要又稱新久欬及外臺祕要所引深師方稱新久欬嗽

暴熱嗽

出千金方、又外臺秘要所引延年方、稱暴熱欬、

辛欬。

見外臺秘要所引張文仲方、又崔氏方、稱暴欬、肘後方稱暴嗽、古今録驗稱忽暴欬、千金方稱忽暴嗽、肘後方稱辛欬嗽、

冷欬。

見外臺秘要所引深師方、又千金方稱冷嗽、

冷飲欬。

出外臺祕要引深師方

氣嗽

出肘後方

暴氣嗽

見外臺祕要引病源候論

久氣嗽

出古今醫統

上氣嗽

出千金方又見外臺秘要所引救急方稱上氣欬

寒氣嗽

出千金方

瘕瘷

見外臺秘要所引廣濟方云瘕瘷吐膿損肺又作瘕嗽

喘欬

出素問示從容論又見靈樞經脉篇又見八十一難又素問遺篇本病論稱喘嗽

呷嗽。

出病源候論、又外臺祕要及所引崔氏方古今錄驗、俱稱呷欬、

欬飲。

見外臺祕要所引古今錄驗、按呷嗽欬飲、俱是哮嗽爾、

平謂欬。暴卒欬。

王冰曰、平謂欬者、從咽而上、出於口、暴卒欬者、氣衝突、於蓄門而出於鼻、夫如是者、皆腎氣勞竭、肺氣內虛、陽

氣奔迫之所爲、故不出則傷肺也、素問評熱病論註、

留飲欬、

出千金方、

老嗽、

出本艸綱目、梁上塵附方引陳藏器本艸、

水嗽、

同上、蚌粉主治、赤水玄珠稱水欬、

火嗽、

出明醫指掌圖、又本艸綱目、黄芩條、稱火欬

火熱嗽。

出本艸綱目、五味子條、

火欝嗽。

出明醫雜著、

冷熱嗽。

見雪潭居醫約云、或遇熱亦嗽、或遇冷亦嗽、或飲冷亦嗽、飲熱亦嗽、

熱痰嗽

保命集云夏月嗽而發熱者謂之熱痰嗽冬月嗽而發
寒熱謂之寒嗽

痰嗽傷風欬傷寒欬傷暑欬傷濕欬
見三因方又醫林集要稱暑嗽濕嗽

火痰嗽濕痰嗽鬱痰嗽頑痰嗽清痰嗽風寒痰嗽酒食痰
嗽乾欬嗽時行嗽瘀血嗽肺脹嗽
見丹臺玉案

驚欬

出素問至真要大論

啐嗽

本艸綱目貝母條引全幼心鑑云小兒百日内欬嗽痰壅又錦囊秘録稱乳嗽

食飽咳嗽

見千金方

食積嗽

見醫學綱目及證治大還

七情飢飽嗽

見證治準繩

七情嗽

見醫林集要

六氣欬虛欬實欬

見赤水玄珠

損嗽

見醫林集要

陰虛欬嗽　陰分嗽

見醫學綱目

寒毒痓嗽

見醫說

春嗽　夏嗽　秋嗽　冬嗽

見醫學綱目及古今醫統

不勝其多况如張元素屬脾與肺

見活法機要。

劉純分氣血陰陽

見玉機微義。

欬逆諸論愈出愈歧。竟至失要領。為其欲不惑。故詳説以戒之。

劉純曰。内經云。歲金大過。欬逆。金鬱之發。欬逆。少陰二氣。欬逆。按内經所言欬逆者止此。他書唯傷寒論欬逆脉散者死。又金匱治欬逆上氣諸方而已。似皆指肺金及火為病也。活人書以欬逆證為極惡。仲景所不載。孫眞人云。備急方論無此名。遂斷欬逆為噦證。而靈樞云噦者云云。注云。噦氣忤也。忤偶激也。保命集又以欬逆為噫靈樞云噫者云云註云噫象火烟隨熖出心不受邪故噫出之又云活人書云欬逆者仲景所謂噦是也胃寒所生傷寒本虛攻其熱必噦又云傷寒大吐下之極虛復極汗出者因得噦所以然者胃中寒冷故也按活人言以欬逆為噦故合從而以仲景言噦者入于欬逆之門縱使仲景言噦非此證而活人論證用藥則是欬逆而非嘔噦大抵欬逆者多由汗下之後胃虛而作活人以虛作寒治故用諸溫熱之藥又云難知云夫欬逆證活人斷為噦逆其說似是而非蓋噦者乾嘔也若有物直出則為吐也嘔物旋出則為嘔也嘔無物出則為噦也欬逆者或水漬於肺而心痞或連續不已而氣逆或喜笑過多而氣噎或嚥飲而錯喉而氣搶或急飲乾物而氣塞皆能作欬逆之聲連續不絕俗謂之吃忒是也大抵欬逆者不順之義吃忒者差錯之義二者皆氣不得下為火熱托之而使上至咽喉中噎而止也人或以紙撚鼻嚏而止或詐冤盜賊因恐而止或[illegible]

食香、謂氣而止、皆抑之駛之而使氣下也、千金以欬逆上氣者、爲病肺脉散者死、是心氣刑于肺金也、是以李氏稱易老云、欬逆者、火熱奔急上行、而肺金不內、何其當哉、朱氏斷爲胃寒、并陽證二法、用藥治噦、雖勝大抵其噦之意、止是氣逆上行、似欬逆耳、即非仲景所謂欬逆之本證也、蓋噦者、出聲也、噦出其氣、噦聲盡然後吸欬逆者入聲也、抑氣不出、逆聲盡然後呼也、出入呼吸其大不同、又云、三因云、欬逆之病、古人以爲噦耳、○已上諸說皆非也、

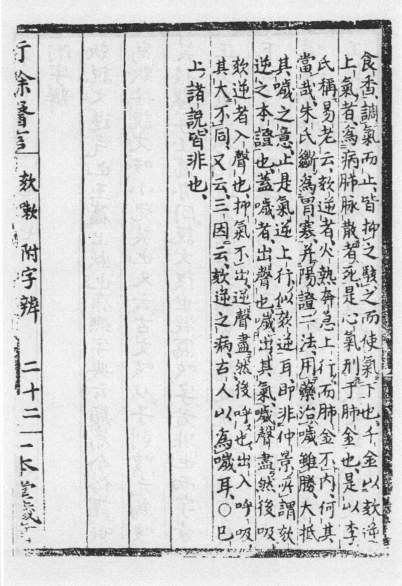

附字辨

欬說文逆气也玉篇上欶也康熙字典云類篇今俗謂嗽爲欬按說文咳小兒笑也又云古文咳从子則咳元爲咳笑孩嬰字玉篇亦同說文後世混寫咳字者非也而字彙正字通並爲相通者誤矣特韻會小補從說文出孩字其下云咳同不別舉咳爲是又康熈字典云禮内則不敢噦噫嚔咳莊子漁父篇幸聞咳唾之音前漢宣元六王傳大王誠賜咳唾正韻謦欬亦作咳此以謦欬之欬作咳故錯

混耳又作噎亦非也噎亦與咳同嗽字說文脫而玉篇欬
嗽也韻會欬也按周禮天官疾醫今時有嗽上氣疾且如
素問傷寒論名醫別錄皆連書欬嗽曰欬曰嗽曰欬嗽曰
欬逆今皆一而非有所別況素問云秋傷於濕上逆而欬
生氣通天論又云秋傷於濕冬生欬嗽陰陽應象大論由是觀之則不
可謂同受濕傷而一則但書欬一字一則連書欬嗽二字
益可以見其一而不二明明白白無復所疑也故欬嗽二
字混寫爲佳而又不可寫咳字且觀謂痰欬乾嗽則詣欬

爲無痰亦妄矣又作瘶瘷俗字又嗽作軟亦似不是或作咵嗽亦非也咵苦瓦切言戾也於欬何涉

一本堂行餘醫言卷之七畢

一本堂行餘醫言卷之八

平安　香川修德太冲父著

失血　吐血　衄血　下血　溺血　齗血

諸失血中特以吐血為危劇吐血者口吐出血也多是卒然嘔吐血出如湧或五合一升乃至三五升餘甚者吐了直死其不死者氣息淹淹短氣無色得生者鮮夫血者神物也神氣也人身自頂至踵左右表裏無処不有生則玄而有矣皮破必見死則忽而無矣去而為之耶終無見

亦無凝聚之形豈非神物乎若有瘀血者見凝聚之形蓋
以瘀血已無神也世覽瘀血之凝聚以為血之遺聚者誤
矣淺矣由未知神物神氣之妙用也蓋血常含元氣相與
活運苟離元氣敗成瘀血元氣亦常和血相與健行苟不
以血為舍而寓之竟成空氣脱去故血與氣常常相合和
不相離活運健輸無毫怠慢時時刻刻無有不然此其所
以為神也而血也非皮肌破裂則不出見矣意吐血之作
也多日鬱熱爛傷肌皮遂至破裂出來少則合勺多及斗

餘此專由房事過度欲念熾盛煎熬遂成鬱熱以致爛傷腹內裏面肌皮乃以破裂而血漏出也此以其猖狂煎熬之甚元氣爲之暴動妄行隨血之出俱漸虛耗血氣並盡故血出多者直即死不直即死者亦唯延數日耳終至于死偶有僥倖復舊者此亦千萬人中之一二不可執作定法也凡男子三十四十間多有二十內外少有婦人至希又有一等商賈專營生計用心煩劇強力使巧煎熬太過亦致吐血每視世人強妄求利及已貪得漸存贏餘猶且

不知足怵迫鞅掌棄擲性命以畫策之亦皆成此證況加之以房事乎不死何待方今百五十年治安泰平之日舉世嬌靡淫風成俗悉以色慾爲事雖陽以節愼籍口實而陰皆迷溺爲究家或遊惰之人安佚四肢晝夜荒樂困苦心意痞痳經紀倦怠身體臥戲爲常抖擻精神貪求無厭俱是滅損元氣血精乃致斷喪太過竭盡無餘所以不免死也又有酒客吐血此以其過酒多飲歲月積累酒氣慓悍令元氣助長有餘遂釀鬱熱爛傷破裂腹内肌皮乃血

漏出隨逆氣上出于口也此證血色不鮮紅多交紫黯且
夫酒固能釀瘀血故間有吐血紫黑色及數升者吐後或
復舊此以其全瘀血也意其腹內生窠囊瘀血滯畜其中
者隨爛破出來耶但由其全瘀血而非生血故不即死而
平愈雖然竟非保壽之人間有生禀肥健吐瘀後無何異
者此亦千百中之一二耳況有微熱常有唇乾舌燥心悶
面赤短氣時欬等證乎以漸漸虛耗終不得免也又有
諸病中間吐血者不問何證固是惡候多不治又有噎證

吐血者此因瘀血而致噎也故多黑血詳見噎門又有瘡瘡中吐血者大人小兒俱有亦是惡候死不治凡吐血多者決不可治若出少者不分以上諸證或猶可治雖然此是極大惡候一口輕證勿必輕視況重者乎不可不大懼遠慮深慎治養也間有卒然吐一二口血者此出於一旦擦破其後不復嘔則無大害男女俱有婦人特多又有卒然吐血數口或及二三日五七日而止後過半年或一年終成勞瘵者頗多視此證蓋當其初吐血時其人唯有

肢體倦怠舉動乏力嗜臥懶起腰膝沈重手心足心微熱
小恙婦人不月無他痛苦諸患故不以爲意悠悠度日不
加治療竟成死證苟在其初驚懼戒愼喫緊調攝多灼
艾至千萬壯或可幸免若其吐血時脉已細數雖使無諸
惡候亦不可復也此其吐血之所以已爲內虛不得不懼
慮也又有婦人唯止月水不來無一他諸患偶嘔血二三
口或四五日而止後無何異者後世呼爲逆經是名甚謬
不經且比之月血甚尠尤可怪爲此雖以其月血不通而

偶上出于口，如倒流，故稱之，而竟大不穩也。此證世多謂常經，不加治療。若有一虛弱狀候，不可漫謂逆經，以輕易之。間見後成勞瘵者比比有之，益足以疑焉。

萬病回春云：魏憲副寵夫人患逆經吐血不止。又《壽世保元》云：婦人經不下行，逆經吐血不止。《普渡慈航》亦同。又稱倒經。《錦囊秘錄》云：有行期只吐血、衂血，或眼耳出血，是謂倒經逆行。

又有結毒吐血，此以黴瘡、疥癬諸惡瘡之毒氣混滯周身

纏着圍住必作蒸熱亦皆同前件窠囊瘀血亦同但其死
吐出必皆紫黑血或作凝塊間見多吐無何異者若繼以
鮮血者死此止吐滯畜瘀血而非眞血故耳或有吐一二
口黑血數日不止者此亦無害若雜鮮血者不可輕視又
有早起吐一二口血瘀鮮雜出者此以其人鼻血或齒齗
血寐中流入咽嗌猶痰滯而朝起吐出也須審決是鼻血
齗血則不足懼也若出於晝及晚者非鼻齗血宜求其由
以處治也又有雜出痰中者此多是勞瘵有之蓋久欬多

日擦破腹內囊面肌皮乃漏出來也況加以薰熱乎只以人爛與擦俱致破也其證痰中有血絲或一二口與痰別出或痰涂全赤或痰與血紅白半交或痰中有紅點是也今俗謂之痰血皆是由欬吐痰雜血也凡非久欬則無痰血此乃勞瘵中一候也故痰血多是死證其出或二三日或十餘日而止此以其破口偶生薄膜如愈也用藥亦止不用藥亦止若欬不止則復再如前故雖稱欬血可也後世並稱痰血欬血者濫也間有因風寒外邪欬嗽劇甚[illegible]

血者此非腹内血即是因甚欬喝喝刮破咽喉間而血出也乃咽喉間血一旦之事不足為懼以此為欬血則左矣

素問靈樞八十一難傷寒論皆無痰字或云唾或云涎云末故有唾血嘔血無痰血稱通考其云唾血者多有痰意存焉可併按也而後世以唾血與痰血別舉雖似細密實則過濫矣

素問云有病胷脇支滿者妨於食病至則先聞腥臊臭出清液先唾血四支清目眩時時前後血病名為何何

以得之曰病名血枯此得之年少時有所大脱血若醉入房中氣竭肝傷故月事衰少不來也腹中論

又曰肺脉搏堅而長當病唾血脉要精微論

又曰怒則氣逆甚則嘔血及飱泄舉痛論

又曰太陽厥逆僵仆嘔血善衄厥論

又曰肺欬之狀欬而喘息有音甚則唾血欬論

又云少陰司天熱淫所勝民病唾血少陽司天火淫所勝病欬唾血太陰司天濕淫所勝病欬唾則有血[illegible]

要大論、

靈樞云、肺脉微急爲肺寒熱怠惰欬唾血。邪氣藏府病形篇、

又云、心脉微緩爲伏梁在心下上下行時唾血。同上、

又云、嘔血胸滿引背脉小而疾是四逆也。玉版篇、

又云、支轉筋痛甚咸息賁脇急吐血。經筋篇、

甲乙經云、腎足少陰之脉也是動則病饑不欲食欬唾

則有血喝喝而喘、

又云、唾血振寒嗌乾。千金方同、又云、内傷唾血不足外

無膏澤千金方同、

脉經云形寒寒飲則傷肺以其兩寒相感中外皆傷故氣逆而上行肺傷者其人勞倦則欬唾血

病源候論云唾血者由傷損肺肺者為五藏上蓋易為傷損若為熱氣所加則唾血唾上如紅縷者此傷肺也脇下痛唾鮮血者此傷肝關上脉微芤則唾血

千金方云吐血唾血上氣欬逆又云噫止唾血

外臺秘要所引深師方云傷肺唾血又云欬逆氣喘

息不得眠、唾血嘔血、短氣連年迭効方云久欬兼唾血
删繁方云肺偏損胷中應肺偏痛唾血氣欬古今録驗
云肺中膿欬唾血氣急不安臥
已上諸書所謂宛然是痰血意蓋唾粘則是痰不粘直
唾也古之不分痰唾非不精辨爲其不用痰字故如是
耳但素靈張機謂唾涎沫是痰也至晉以後漸多
用痰字至後世甚過瑣屑故龔廷賢曰唾血鮮血隨唾
而出出于腎亦有痰血内積肺氣壅遏不能下降也 萬病

回春、普渡慈航、壽世保元、濟世全書等皆同、又李梴醫學入門亦同、其他雖有少不同、亦莫不皆然、故不及焉、

又云唾膿血

金匱方論云寸口脉數其人欬口中反有濁唾涎沫者何、師曰爲肺痿之病、若口中辟辟燥欬即胸中隱隱痛脉反滑數此爲肺癰欬唾膿血按脉經分欬唾以下標頭爲別章、又程林注、以欬唾膿血四字屬上、揭其以下爲一條、今未决姑建書以俟後斷、

病源候論云久欬嗽上氣者是肺氣虛極風邪停滯故其病積月累年久不瘥則胸背痛面腫甚則唾膿

千金方云上氣欬嗽唾膿血喘息不得臥又云諸嗽不
得氣息唾膿血又云肺傷欬唾膿血又云唾中有膿血
牽胸脇痛又云其脉數欬唾有膿血
外臺祕要云久欬嗽上氣唾膿血及濁涎方及弃引涎
師方云肺氣不足欬逆唾膿血咽喉悶塞胷滿上氣不
能飲食臥則短氣必効方云上氣唾膿血古今録驗云
欬嗽上氣胸滿唾腥膿血
靈樞云其成伏梁唾血膿者死不治經筋篇

已上所言固應是膿而有一二涉于疑似膿或是痰亦未可知也

又有稱咯血者後世之濫名也此謂其喀喀然強力而後吐出血也凡吐血不問痰欬不欬間有咯咯而後出者固非別候古無是名自宋以下始言之雖然局方所謂咯血直是吐血而後醫妄作臆説者可謂過鑿矣

惠民局和劑方云虛勞咯血痰飲停積又云積久不瘥咯唾膿血又云欬嗽喘息日夜不止咯唾稠黏

證治要訣云咯血不嗽而咯出血也後觧咯血者皆本于此

丹溪心法云咯血者每欬出皆是血疙瘩又有痰帶血絲出者又云咯唾血出於腎

丹溪纂要云咯出血屑者是也萬病回春普渡慈航壽世保元濟世全書醫學入門等皆同又醫學入門云有血在咽下咯不出者甚咯則有之者此精血竭也

景岳全書云凡咯血者於喉中微咯即出非若欬血嗽

血之費力而甚也大都欬嗽而出者出於臟出於臟者其來遠一咯而出者出於喉出於喉者其來近其來遠者內傷已甚其來近者不過在經絡之間所以凡見咯血唾血及痰涎中帶血者多無欬嗽發熱氣喘骨蒸等證此其輕重爲可知矣

赤水玄珠云咯血者喉中常有血腥一咯血即出或鮮或紫者是也又如細屑者亦是也又有咯出痰帶血絲者

證治準繩云咯與唾少異唾出於氣上無所阻咯出於痰氣鬱於喉嚨之下滯不得出咯而乃出求其所屬之藏咯唾同出於腎也

張氏醫通云咯血者不嗽而喉中咯出小塊或血絲是也其證最重而勢甚微常咯兩三口即止而孫一奎張璐俱引滑壽曰咯血爲病最重且難治者王肎堂證治準繩引瓔寧生危言云

通考已上諸說皆是道聽塗說依㨾胡盧無實造無眞

見不足準則何可取用故今叢書以示看破之實

夫以嘔血吐血一也而後世分之咳血嗽血一也而後世亦別之咯血即吐血也而後世因字作鑿說古所謂唾血大似痰血而後世就唾強細辨究竟一吐血也而有少不同耳非如後之瑣屑支離之甚也況於出肺出腎出脾胃出肝出心之論乎全是迷搜妄索以配當為事之所致何足以知本眞哉

李杲曰衄血出於肺咯唾血出於腎痰涎血出於咽喉

吐血出於胃

李梴曰、嗽痰帶血、本脾經、有欬屬肺、恐難啖、醫學入門、

張璐曰、嘔血者、血從腹脇而上、大嘔而出、乃肝火内旺、鼓激胃中之血、上湧、猶龍奮於澤、而波濤為之沸騰也、醫通、

虞摶曰、是以從肺而上溢于鼻者、曰衂、血從胃而上溢于口者、曰嘔血、夫所謂咯血唾血者、出于腎也、欬血嗽血者、出于肺、又有痰帶血絲出者、或從腎、或從肺來也、

醫學正傳

王肎堂曰或問欬血止從肺出他無可言耶曰肺不獨欬血而亦嗽血蓋肺主氣氣逆為欬腎主水水化液為唾二藏相連病則俱病於是皆有欬唾血也亦有可分別者涎唾中有少血散漫者此腎從相火炎上之血也若血如紅縷在痰中欬而出者此肺絡受熱傷之血也其病難已若欬白血必死白血淺紅色似肉似肺也然肝亦唾血肝藏血肺藏氣肝血不藏亂氣自兩脇逆上

嘔而出之證治準繩
孫文胤曰夫吐血與衄血無異但所由之經不同而要之皆裹於脾也脾能裹血不能使血之不升胃火上蒸則血從口出肺火上騰則血從鼻出夫吐血固甚於衄血矣而就其吐血言之則亦自有輕重如一咯一塊者胃口血也其所從來者近痰中見血色如瑪瑙而成塊者亦胃口血也其所從來者亦近二者勢若可畏而猶可調理法當任其自出若痰中見血或一點之小或一

絲之細語其勢若無可畏而病根反深此血非胃口之血也乃從肺藏中來肺爲虛火所逼血從痰出故也丹臺玉案

張介賓曰欬血嗽血皆從肺竅中出雖若同類而實有不同也蓋欬血者少痰其出較難嗽血者多痰其出較易欬而少痰者水竭於下液涸於上也亦名乾嗽嗽而多痰者水泛於上血化爲痰也亦謂之白血又曰凡欬血嗽血者諸家皆言其出於肺咯血唾血者皆言其

於腎是豈足以盡之而不知欬嗽咯唾等血無不有關於腎也又曰咯血唾血古皆云出於腎痰涎之血云出於脾此亦未必然也凡咯血已下已見上景岳全書

徐春甫曰衄吐欬血及痰中血絲皆是肺經火盛嘔血吐血此胃火也唾血咯血及潮熱欬血此血從腎中來也古今醫統

龔廷賢曰嘔血者先惡心而嘔出成升多因怒氣所干嘔出鮮血此血從胃中來也普渡慈航

馮兆張曰肺爲華蓋至清之藏有火則欬有痰則嗽又曰凡唾中帶血咯出有血或血絲屬腎經鼻衄出血欬嗽有血屬肺經嘔吐成盆成碗者屬胃經自兩脇逆上吐出者屬肝經　錦囊祕錄

張介賓又曰失血於口者有咽喉之異蓋上焦出納之門戶惟咽喉二竅而已咽爲胃之上竅故由於咽者必出於胃喉爲肺之上竅故由於喉者必出於肺然喉連於肺而實總五藏之清道咽連於胃而實總六府之濁

道此其出於肺者人知病在五臟而不知出於胃者多有由乎臟者也何也觀內經曰五臟者皆稟氣於胃胃者五臟之本也然則五臟之氣皆稟於胃而五臟之病獨不及於胃乎今見吐血之證古人云嘔血者出於胃而豈知其亦由乎臟也蓋凡胃火盛而大吐者此本家之病無待言也至若怒則氣逆甚則嘔血者亦必出於胃脘此氣逆在肝木邪乘胃而然也又如慾火上炎甚則嘔血者亦出於胃脘此火發源泉陰邪乘胃而然

也由此觀之則凡五志之火皆能及胃而血出於咽者豈止胃家之病但欬而出者必出於喉出於喉者當察五臟嘔咯而出者必出於咽出於咽者則五臟六腑皆能及之（下畧景岳全書）

以上諸書所說固非自為杜撰皆本於素靈作俑而益以屑屑為暗中摸索遂為捕風之空論耳殊不知凡血之出也皆是自胃中至咽嗌之間裏面肌皮薄膜被鬱熱爛傷被欬嗽擦破其所漏出之血隨逆氣上吐於口也是小恙

他出路何疑之有而肺也心也脾也肝也各有界限腎也
最遠著在背脊雖使血神物豈有滲透重重隔限入來胃
中之理哉弗思甚矣況又瘀血已無神全非如眞血之神
機活運乎何爲能來蓋血者充周身者也非畏於脾非含
於心非藏於肝非布於肺非施於腎上下左右內外全軀
無碍不有啇有破口則不問上下左右內外直即漏湧出
來活機妙用不可測量固非自脾心肝肺腎出來只是周
身之血隨有出路而逐逐出來耳如其謂自脾肝心肺腎

來者全是配當之妄談終不可知其實否如謂自胃中牢咽嗌之間出者明明白白歷見實事不須容言議矣吁以張介賓之才學不能是之知況其他乎若使張也一聞吾一本之道則應是豁然如夢忽覺可惜哉又如巢元方三種傷胃即吐血也固可言矣如內衄肺疽證則有之ム則非也況於後來醫流李杲以下乎何足深責焉又孫思邈亦與巢氏同

病源候論云吐血有三種一曰內衄二曰肺疽三曰

胃內衄者，出血如鼻衄，但不從鼻口出，是近心肺間津出，還流入胃內，或如豆汁，或如衃血（千金作切衃血），如凝停胃裏，因即滿悶，便吐，或去數升，乃至一斛是也（千金方此下有得之於勞倦飲食過常所爲也十二字）。肺疽者，言飲酒之後毒滿，便吐，吐已後有一合二合，或半升一升是也。傷胃者，是飲食大飽之後，胃內冷，不能消化，則便煩悶，強嘔吐之，所食之物與氣共上衝蹴，因傷損胃口，便吐血，色鮮正赤是也。凡吐血之後，體恒奄奄然，心裏煩躁，悶亂紛紛，顛倒不安

寸口脉微而弱血氣倶虛則吐血關上脉微而芤亦吐血脉細沈者生喘欬上氣脉數浮大者死久不瘥面色黃黑無復血氣時寒時熱

孫文胤曰血乃水穀之精善調攝者不妄作勞則血之運於身者無一息之停自然肌膚潤澤筋脉和暢何病之有後生少年輩恃其壯盛恣情酒色而貧窮勞苦之人又不暇自惜涉遠負重奔走於衣食而無日夜之安寧其能不傷於血乎傷於上部則胸膈痛傷於中部則

兩脇中脘痛傷於下部則小腹痛由是吐血衄血便血
尿血之病作矣丹臺玉案
張璐曰劉默生曰吐血一證人唯知氣逆血溢火升血
泛不知血在藏府另有膈膜隔定其血不能滲溢夫膈
膜者極薄極脆凡有所傷則破破則血溢於上矣故有
陽絡傷則血上溢陰絡傷則血下滲已傷之膜若有復
傷其吐必多膈膜雖傷傷處有瘀血凝定血來則緩若
陰火驟沖破瘀積之血血來如潮之上湧自覺遲遲有

聲彼時喘息不定面赤如醉煩燥不寧心神昏亂一皆
龍雷之勢脉亦急疾難憑少頃火退神清面白氣平血
亦漸止方可診切用藥須秉此時瘀積蕩盡緩緩清理
徐徐調補然不可驟壅亦不可用耗氣之藥悉知此義
治血有本矣醫通

此二條僅可也故擧載爲娘其不是處捨之勿留患爲
若巢孫所言肺疽即酒客吐血也内衄即吐瘀血亦結毒
吐血也此猶可言爲但由其非疽非衄謂肺謂衄命名不

當以爲不是耳。

古今醫統云、濟生大薊散治食啖辛物傷於肺經嘔吐出血、名曰肺衄、此亦因名馳多岐者耳。

内衄字始見于神農本艸、巢元方勦說而附衍之耳。

澤蘭條云、乳婦内衄。

後世又云吐紅、吐洪、咯紅。

又云傷力者、雖非無其事、而命名過煩、若薄厥亦同。

陳治曰、有負重爲物所壓、或持重遠行、忽心口痛、口鼻

出血俗名傷力乃內膜及肺胃係傷損掙破也證治大還

成無己曰血菀於上而吐血者謂之薄厥留於下而瘀者謂之畜血明理論

衄者鼻出血也與吐血大異蓋吐血從胃脘逆升上出於口也衄從頭中滲漉下洩道出於鼻也吐血逆上故多死衄順下故死者至希古人並稱吐衄俱爲劇證者非矣吐血死證衄非死證以其頭中之血下出也而後世醫流皆承其訛作說者全以踏素靈併稱吐衄之謬也

靈樞云卒然多食飲則腸滿起居不節用力過度則絡脉傷陽絡傷則血外溢血外溢則衄血百病始生篇

又云肝脉大甚爲内癰善嘔衄邪氣藏府病形篇

又云衄而不止衃血流雜病篇

又云熱病頭痛顳顬目瘈脉痛善衄厥熱病也又云欬而衄汗不出出不至足者死熱熱篇

素問云太陽厥逆僵仆嘔血善衄厥論

又云陽明厥逆喘欬身熱善驚衄嘔血同上

又云夫傷肺者脾氣不守胃氣不清經氣不爲使眞藏壞決經脉傍絶五藏漏泄不衄則嘔示從容論
又云脾移熱於肝則爲驚衄氣血論
又云傳爲衄衊瞑目同上
又云少陰所至爲悲妄衄衊六元正紀大論
又云脉至而搏血衄身熱者死大奇論
又云驚瘛欬衄至眞要大論
又云欬衄嗌塞心鬲中熱欬不止而白血出者死同上

又云冬取井滎春不鼽衄水熱穴論、
又云冬不按蹻春不鼽衄金匱眞言論、
又云春善病鼽衄同上、
又云邪客於足陽明之經令人鼽衄上齒寒繆刺論、
又云嚏欬鼽衄五常政大論、
又云鼽衄嚏欠嘔六元正紀大論、
又云鼽衄嚏嘔至眞要大論、
靈樞云是主津液所生病者目黄口乾鼽衄喉痺經脉篇

又云主血所生病者狂瘧溫淫汗出鼽衄同上

又云是主筋所生病者痔瘧淚出鼽衄同上

又云足太陽之別名曰飛陽虛則鼽衄同上

詳考已上素靈所論似前嘔衄說劇證後鼽衄說易證而竟是泛然無辨別着落後世安得不惑乎

凡傷風寒輕證及較重者在二三日四五日之間而衄者必愈張機既言及焉後世呼為紅汗者以其若汗而愈也故衄為吉兆若較重證至七八日以後熱不解而衄者惡

候也若痘瘡亦然在初熱之間則猶多吉少凶及六七日以後必是凶兆但在痘瘡則初中俱爲欲解之兆也此可以見衄之多吉少凶與素靈之所說大異也

傷寒論云太陽病脉浮緊發熱身無汗自衄者愈

又云太陽病脉浮緊無汗發熱身疼痛八九日不解表證仍在此當發其汗服藥已微除其人發煩目瞑劇者必衄衄乃解所以然者陽氣重故也

又云傷寒脉浮緊不發汗因致衄者麻黄湯主之

又云若頭痛者必衄

又云陽盛則欲衄

又云陽明病口燥但欲漱水不欲嚥者此必衄

又云脉浮發熱口乾鼻燥能食者則衄

又云衄家不可發汗汗出必額上陷脉急緊直視不能眴不得眠金匱方論同但無發字急緊作緊急

金匱方論云夫脉浮目睛暈黃衄未止暈黃去目睛慧了知衄今止

又云、病人面無血色、無寒熱、脈沈弦者、衄
又云、從春至夏衄者太陽、從秋至冬衄者陽明、
已上張機所論、足以見善說得衄之所以與汗解同、而
按前後文、頗有矛楯、況若金匱末一條春秋衄說、妄尤
甚矣、成無已雖分跡之、而調停遷就、終不得明白、如以
大血溢為衄事、及衄謂外衄類、俱是大謬之甚也、傷寒論云、
少陰病、但厥、無汗、而強發之、必動其血、未知從何道出、
或從口鼻、或從目出、是名下厥上竭、為難治、此謂大血
溢、蓋從口逆吐、甚多、必溢於鼻、即是吐血、固非衄、今觀
大吐血家、槩皆如此、而明理論云、又有不應發汗、而強

發汗因致衄者、經曰、少陰病云云是也、此不亦大疎乎、
又云、千金翼曰、吐血有三種、一曰肺疽、二曰傷胃、三曰
內衄、既吐血家謂之內衄、則其鼻中出血者、可謂之外
衄、此亦不知內衄之為濫名、而效尤、又以為外衄、稱其
實元由不知衄與吐血、其出血逆順、大不同也、況若吐
血有三種語、元出病源候論、謬誤何可勝言乎、
三因方云、麻黃升麻湯、治傷寒發熱、解利不行、血隨氣
壅、世謂紅汗者是也、
凡若內衄。五臟衄。酒食衄。折傷衄。大衄。腦衄。舌衄。齒衄。耳
衄。肌衄。五藏衄。心衄。汗血。血汗。脈溢。衄衊、類皆濫名也。
內衄見上、

五臟衄　酒食衄　折傷衄　出三因方

腦衄　出千金方云口鼻出血不已名腦衄

大衄　出甲乙經　病源候論云鼻大衄者是因鼻衄而口耳鼻皆出血故云。錦囊秘録云九竅倶出曰大衄

舌衄　齒衄　肌衄　五竅衄　見證治要訣

耳衄　耳血曰衄　出錦囊秘録

肌衄　膚血曰血汗又曰汗血又曰脈溢

心衄　見千金方云忽吐血一兩口或是心衄或是内崩

衄衊見上。○醫書之說云。甚者為衄、微者為衊。此辭不可取。按字書。衊無衄義。獨醫書並稱衄衊耳。

夫衄者。鼻出血也。謂他出血為衄。大非字義。其誤自內衄始。作俑。其他皆然。不唯濫名之害。謬呼妄稱。眩惑特甚。皆是浮文之所致。不可取用。

又小兒時善衄者多。固不為害。

予五六歲時。善衄。無日不出。多則一日及二三回。血之多少不等。少則點滴。多則至一合二合。多出時。按紙如綿塞鼻則流入於咽以出於口或輕手觸鼻必衄諸物掠犯亦然或用紙拭涕亦衄况於物強觸乎直迸流如飛泉或睡中不覺流出枕席不問晝夜不由寒暑如是者五六年或拔項毛或冷水灌鼻頭或灸足諸穴或用藥或嗅鼻舉皆無驗不及自止則不已故爾後不藥不灸不鍼而亦不致疲弱至十一歲秋八月浴攝之有馬溫泉始得大効衄度減十之七八漸遠弱冠月内多者六七度少則僅二三度壯年以後自止猶且春時特甚

衄今已七十未嘗覺血缺少亦未脫色視世之衄者未嘗見聞一如予數年間多出血者由是觀之則衄無大害者也且予也一生不識頭痛或感冒風寒或患瘧皆無頭痛證此亦以頭中瘀血隨衄去盡耶乃知鬱滯開通由衄成功也

又井幹家太郎某父年六十餘一日卒然而衄初唯細細出血不以爲意用紙塞鼻覺差滿則去紙乃血迸流漸多不止已終一夜至翌晚始微出及三日午後全止

約血數升。病者心剛強。手掩鼻急喫粥一椀。去手血飛散。復掩復喫。穀氣不絶。雖疲勞之極。而調理不日得復平常。及七十餘而終。此亦可以見衄之與吐血大異。而無大害也。

病源候論云。其云鼻大衄者。是因鼻衄而口耳鼻皆出血。故云鼻大衄也。此大衄與後世所謂差異。後世云九竅俱出。曰大衄。

三因方云。病者積怒傷肝。積憂傷肺。煩思傷脾。失志傷腎暴喜傷心皆能動血蓄聚不已停留胸間隨氣上溢入清氣道中發為鼻衄名五臟衄此最妄誕之甚者也又云病者飲酒過多及啖炙煿五辛熱食動於血血隨氣溢發為鼻衄名酒食衄或墮車馬打撲傷損致血淖溢發為鼻衄名折傷衄此亦配當之贅説

千金方云怒吐血一兩口或是心衄或是內崩又云九口鼻出血不止名腦衄二條衄字並欠當

證治要訣云衄行清道吐行濁道此不過執肺胃作牘

說耳又云喜怒憂思諸氣皆能動血以此致衄者名五臟衄此恐是五臟衄之誤上已襲陳言說此亦應同然又云血從毛孔而出名曰肌衄又云牙宣即齒衄又云舌衄此皆不知衄字非可用於他義之所致也景岳全書云若以愚見言之則凡鼻衄之血必自山根以上精明之次而來云云此不知自頭中順下而強就精明穴作鑿說以為諸經皆能為衄終不免配當之腐譚也況於謂自下上溢者乎其他醫說雖有少不同而

大槩亦皆不能出此範圍故不暇悉舉

凡素靈稱血溢者謂吐血及衂然吐血謂之溢亦可也以逆上出於口也衂不可謂之溢也以順下出於鼻也故衂雖多出數出而不至死且止後復常亦早何可與吐血並稱乎又謂血溢鼻口者言吐血甚者上溢出鼻也元非鼻血後世又云鼻洪亦濫名也

血溢見素問者數所氣交變大論三條六元正紀大論八條至真要大論三條

血暴溢六元正紀大論

靈樞云心脉微濇爲血溢　邪氣藏府病形篇

又云肝肺相搏血溢鼻口　寒熱病篇

又云肺脉微滑爲上下出血　邪氣藏府病形篇

下血多是痔血其血自腸間出順下故雖至升斗無大害但痔血有多少數種少者唯點滴耳間有點點綿綿不止及升餘者多者射出四散以至升斗無止期而點滴射出在一旦者不足爲患若點滴之長射出之多數日不止則必有短氣眩運胸膈動氣脣燥舌乾面色青黄全身無血

色爪甲枯白氣息淹淹浮腫少氣種種證候疲弱之狀可懼矣然而調治得當而血止元氣漸旺則再復舊日之清健此以其痔血也醫俗以此稱下血又有遠血近血之辨此亦拘説不足爲别張機已言之巢元方亦同

金匱方論云下血先便後血此遠血也黄土湯主之下血先血後便此近血也赤小豆當歸散主之

病源候論云前便後下血者血來遠前下血後便者血來近遠近者言病在上焦下焦也

此二氏之說倶不是也何則遠近者謂腸間血出破口之淺深耳豈有一腸之遠近而至施治藥物如是背違乎尤可疑爲況上焦謂膈膜以上也非腸間之事也巢之失益甚哉且予有詳辨若痔處早破則雖上而遠亦血先出而後屎下安在遠血耶若方痔處未破燥硬大屎掠拂出來則痔處纔破雖下而近然屎先出而後血後下安在近血耶此所以遠近血之說爲不通也何不悟乎若血之至甚者固是痔血詳見痔門非下血之屬故不言及也若夫眞

下血者百千中之一而所希見也即是吐血之對蓋以元氣既弱不能復逆上故胃中爛破之血直下流出于肛門者是也此證大下血直死乃吐血之不得逆嘔而下出者也故為必死之證又有血便證是幾于下血蓋傷風寒時疫中間有此證極危惡候十而九死得免者尠此由熱不解鬱勃蒸爛腸胃傷破肌膜乃血出來也以熱結滯故血色紫黑者居多臍四邊或臍下少腹必痛乃腹裏傷破之處也

予療血便症所愈者數人耳所記人米家子十川隨圜美濃屋惣八○姪公遠景與等治一兩人此血便之所以最可畏也

古稱便血血便下血者或謂腸澼或謂痔血或謂溺血其言混錯不明今畧舉以資考證

素問云結陰者便血一升再結二升三結三升 陰陽別論

又云骨痿血便 六元正紀大論

又云注泄赤白少腹痛溺赤甚則血便 至真要大論 此謂腸澼

行餘醫言　卷之八

又云血便注下氣交變大論

又云腎脉小搏沈為腸澼下血心肝澼亦下血大奇論

又云有病胷脇支滿者妨於食病至則先聞腥臊臭出清液先唾血四支清目眩時時前後血腹中論

靈樞云腹脹便血其脉大時絶是二逆也玉版篇

又云汗不出嘔下血者死熱病篇

又云病注下血厥病篇

又云淫而奪形身熱色夭然白及後下血衃血衃篤重

是謂四逆也。五禁篇、
名醫别録有太孔出血字。亦是血便。文蛤條
溺血多、是疳瘡血也。蓋由陰莖竅内生瘡未成膿之時早
破而血出溺道也。詳見黴瘡門中。間有屬癃者。後世所謂
血淋是也。此亦詳于癃條。素靈或稱溲血。
素問云。胞移熱於膀胱則癃溺血。氣厥論、
又云。發則心下崩。數溲血也。痿論、
又云。少陰濇則病積溲血。四時刺逆從論、

靈樞云欬溲血形肉脫脉搏是三逆也玉版篇
又云欬且溲血脫形其脉小勁是四逆也同上
又云病者溲血口中乾一日半而死熱病篇
古之所稱溺血溲血或是癃血而在今日則多是痳瘡血
也後世又云小便痛者爲血淋不痛爲溺血者甚非也
出陳治證治大還
癃痳俱有痛有不痛在小便時亦然何可以此辨別乎又
云血自精道來溺血自小腸來者亦非也

出張介賓景岳全書、

此皆捉空捕風之言。不過配當推理之說。蓋血精雖同類者。而自其原初生出之時。赤白已分。未始一色。故血自血精、自精。血不當爲精。精不當爲血。故血道無精。出精道無血。出其謂自精道與小腸來者。全是臆度之妄見耳。又云吐血人多發渴。名曰血渴者。亦濫名也。

出證治要訣

又云脛䏶。亦濫也。

古今醫統云小便血與血淋參看因房勞致傷陰虛火動榮血妄行故也名曰脛衃

齗血謂齒齗之縫出血也原夫牙齒堅牢之人齗出血至稀唯是齒牙浮弱之人動輒出血或夙起漱水便出或用指面摩齒亦出或用齒刷琢齒必出或閉口吸津亦出血色必鮮赤遂乃至牙齒浮動齗肉瘦減齒牙挺長齒間過風如是則齒牙必早落雖然非若諸失血之甚故無大害

按齒間出血皇甫謐始言之巢元方孫思邈亦同

始見甲乙經。病源候論云、齒間血出。千金方亦同。外臺秘要所引備急方云、齗間血出。千金方又云、齒齗間津液血出不止。
後世謂此證爲牙宣者、似不精考也。牙宣、謂齗肉瘦減、牙齒挺長、齒齗之間宣露也。有非由血出者、又有血出而後至宣露者。直以齗血爲宣者誤矣。今擧古書所言、列徵于左。
千金方云、凡齒齗宣露、多是疳𧏾及月蝕

外臺秘要所引廣濟方云牙齗腫痒齒根宣露及効方云牙齒疼肉宣露風疼崔氏方云牙齒隱隱痛無間風蟲搖動齒齗脚宣露此皆宣布顯露之意非言血出也後世謬稱可以見也

又稱齒衄大非也衄鼻血也非可呼他所血為衄矣此濫名之尤甚者也已辨于衄條中

戴思恭曰牙宣即齒衄見證治要訣

王肯堂曰血從齒縫中或齒齗中出謂之齒衄亦曰牙

宣出證治準繩。其他醫書大槩皆同。
徐春甫曰。牙宣血。亦非也。
又按。惠民局和劑方云。牙齗宣爛。牙齒搖動。又云。牙齗潰爛。宣露出血。又云。牙齗宣露。動搖欲脫。又云。風虫疼痛。齗肉宣露。
張介賓曰。清晨初起時。每於痰中有淡紫凝血。或塊或片。常見數口者。景岳全書。此必是齗血。或齗血留在咽嗌中者。出耳。應是非吐血之出自胸腹也。

舌上出血必有傷而然或以剔牙杖刮舌上倘甚強則必傷之血出其謂無故而血出者非也雖倘有之亦偶有之事而非尋常多有之證

千金方云舌上出血如泉又云舌上黑有數孔大如筯出血如湧泉○或云舌上或出血如簪孔（赤水玄珠）或云舌上無故出血如縷（景岳全書）或作如線（赤水玄珠）後世謂之舌衄尤謬稱也

戴思恭王肯堂孫一奎已下皆同

耳中出血稀有之事謂之耳衄亦謬名也膿耳間有出血者與此不同

王肎堂曰耳衄耳中出血○其他亦同

按玉篇衈耳血而具他字書正韻字彙正字通俱無此觧康熙字典引玉篇云云

九竅出血此偶一有之而不再有之事倘有之則百千萬億中之一耳又曰九孔出血後世謂之大衄亦濫名也

病源候論云九竅四支出血候言九竅出血喘欬而上

氣逆其脉數有熱不得卧者衄

千金方云九孔出血

李時珍曰九竅俱出曰大衄本艸綱目

王肯堂曰九竅出血證治準繩

孫文胤曰五竅出血又曰從委中穴出爲膕血丹臺玉案

眼衄醫通

汗血此謂血從毛孔出此亦同上至稀有之事耳後世謂之肌衄大非也又曰血汗又曰脉溢皆是濫也

李時珍曰血汗即肌衄又名脉溢血自毛孔出本艸綱目

戴思恭王肯堂孫一奎之徒皆同證治要訣證治準繩赤水玄珠

孫文胤曰偶然抓傷血絡血出不止名曰血濳

千金方云口鼻出血不止名腦衄又云忽吐血一兩口或是心衄或是内崩此皆誤矣蓋衄謂鼻出血也謂他處血爲衄者甚妄也其謬始于内衄

右舌血以下皆是偶然之事希有之證知之非有鴻益不知亦無大失後世醫流貪多集異以爲奇貨誇恣費贅皆

由不知簡要之所致也以其無益于治事有害于講說故列載以辨爲吾門子弟勿惑無用之腐譚也

附字辨

咯字彙康熙字典俱云音各雉聲正字通云按六書故大喀也說文作㱿又音客與喀同又云喀音客嘔吐聲今本草醫書作咯咯說文作㱿義同舊本分咯喀爲二非康熙字典云廣韻吐聲集韻與喀同嘔也㱿說文歐貌玉篇嘔吐貌韻會舉要云徐云心惡未至於歐因㱿而出之韻會

小補云歐陽公參考諸說咯字不可用喀與嘔吐同不可強分如醫書所說唯稱吐血可也衄說文鼻出血也醫書謂他所出血爲衄者大非也如內衄舌衄肌衄耳衄類皆然一作衂字彙訓刃傷恐非正字通已辨之韻會舉要云集韻或作䶊康熙字典䶊又作衂又作𪖃䶑並俗字衊說文汚血也康熙字典云篇海鼻出血也齗音銀說文齒本也玉篇云齒根肉洪武正韻云亦作齦魚巾切以來韻會舉要韻會小補字彙康熙字典皆合爲一獨正字通從說

文玉篇云齦齧也說文齦與齗音義別舊註韻會齦齗合爲一誤又作齰又作齧俱僻字凡咯喀衉㱿衄䶊齦齰齧等字皆勿用宣玉篇云布也通也韻會舉要云廣韻明也又頭髮皓落曰宣易巽爲宣髮今文易作寡髮康熙字典云禮月令季秋會天地之藏無有宣出註物皆收斂無有宣露出散也又散也已上數義皆是宣明布示之意而無謂血出爲宣者醫書直以血出爲牙宣者疎矣

失精

失精謂睡夢中遺失精汁也即稱遺精洩精者是也以其最古稱故今標失精爲正名失精雖多端而因疝爲多因虛者少或有遠行及強力勞疲體形熟睡中精自洩不知覺醒後纔知者此雖因勞憊而然而非因根本虛也徒是一旦之暴虛耳此亦由暴勞熟寐中疝動而然也凡診患此證者總皆腹皮牽急臍下少腹爲尤甚急此乃疝之使筋脉牽急也又有夢交接而遺者或夢其所愛慕之男女

衍餘醫言　卷之八　一　才堂藏書

或夢説婬褻話看秘戲圖而洩者或夢交至疎之人觀人交接而失精者此皆雖非淫蕩之人而由情慾之念釁萌而然也又有一等篤實之人謹嚴握固雖然少壯精氣充滿不得不溢者此雖非情慾之萌多亦致然也又有陽氣老實之人而陰由妄念妄想所願不遂而夢遺者皆是也壯中有之至老境則無之間有之亦甚稀又有少壯之人睡夢中物觸陰莖則必定失精者此非由陰莖之起起與萎俱有之或褌或衣或兩腿僅觸陰器直輒遺矣此人

時用心丁寧愼守無所不至而倘從輕拂即時精漏遂至成熟路綿綿不止大畧一月内五六回必作夢洩精甚者有及十回二十餘回者予所目擊有一月及四十回者三數人

有一先生少年時英氣俊發精血充實好程朱學持敬主靜儼格愼身不近婦女以故每夜必夢失精晝日讀書勞倦僅假寐輒亦遺精或倚案睡亦洩或一日夜至三四回者間亦有之大槩一月中及四十餘度灸藥食

養不遺餘力絶無一效而亦無甚勞憊後不加治自然而止年及七十餘而卒又有一書生藤木姓者讚岐州人青年遊學在京時亦洩精槩一月及四十回後自己今猶無恙

又有七年失精不止者。

有大嶋姓者備前州岡山人少年已舉子女年至二十外患失精日日不止已將三月其人大恐憂慮屏妻獨眠自分必死綿綿漸向一年請醫服藥無所不至禱申

叩佛又無虛日而病遺不治精力亦不覺衰憂喜相
不知所爲荏苒已七年矣竟乃來京請決生死於予予
診視曰勿憂勿懼蓋謂失精爲虛者自張機及宋明諸
醫議論方法不可勝擧若果虛乎則安有三年失精而
不死之理哉如今已七年矣而診其脉雖非強亦非甚
弱視顏面手足固有潤色此以其精所失者一升則所
生亦一升矣猶汲井泉乎不然何有其脉與形色如是
哉此其所以不衰而不死也但按其腹皮牽急即是疝

之所爲而病之所以不治也此乃予平日所謂此證全屬疝者非耶今也如是苟欲治之則非灸不能矣其人叩頭曰不早就先生治而遷延月日者其素畏惡灸熱也今奉託賤體法術唯命是聽乃灸數所數千萬壯而愈

其餘證狀雖不一樣而其爲疝則同也故驗其腹皮牽急可以見也此意張機既能言之

金匱方論云夫失精家少腹弦急陰頭寒目眩（一作目眶痛）

但説極虛者啓後世之謬耳

金匱方論云勞之爲病其脉浮大手足煩春夏劇秋冬瘥陰寒精自出酸削不能行又云髮落脉極虛芤遲爲清穀亡血失精脉得諸芤動微緊男子失精女子夢交

古今稱呼不一云失精

已見上○又傷寒論云脉弦而大弦則爲減大則爲芤減則爲寒芤則爲虛寒虛相搏此名爲革婦人則半產漏下男子則亡血失精○名醫別錄石龍芮桑螵蛸病源等條云

候論、千金方、及外臺秘要所引深師方、范汪方、古今錄驗等皆同

洩精。

見名醫別錄、牡蠣、澤瀉、蜀椒、及有一名未用、薰草等條、○千金方同

夢泄精。

見病源候論、千金方、及外臺秘要所引深師方、古今錄驗皆同、名醫別錄、韭子條、作夢中洩精、

夢失精。

千金方及外臺祕要所引小品方同。名醫別錄桑螵蛸條云夢寐失精、

夢洩。

見名醫別錄遠志條。○千金方及外臺祕要所引深師方、集驗方同。○千金、外臺作夢泄。

漏精。

同上。安石榴條。○仁齋直指云因小便而出者謂尿精，因見聞而出者謂漏精，即後所舉精滑也。

遺精。

見本事方。

夢漏。

同上。

夢遺。

出仁齋直指。又見惠民局和劑方。

夢交。

出金匱方論。

鬼交。

惠民局和劑方云：夜夢鬼交遺泄失精。證治大還云：夢遺俗謂之鬼交。

按外臺祕要所引深師方云夢與女邪交接精爲自出

崔氏方云夢與鬼神交通備急方云女人與鬼物交通

獨言笑或悲思恍惚又云男女喜夢鬼通又宣明論云

夢寢陰人通接已上所說皆非也其謂獨言悲笑恍惚

者狂癇而失精也以其情慾念萌故夢交接耳固非鬼

非神非邪非陰人何得稱鬼乎張機已曰夢交可謂至

當也

精滑

見此事難知又朱震亨亦云○張介賓曰因夢而出精者謂之夢遺不因夢而精自出者謂之滑精見景岳全書竟是漏精故仁齋直指云因小便而出者曰尿精因見聞而出者曰漏精

尿精

見病源候論○千金方及外臺祕要所引深師方同（一

今考漏精精滑尿精所出者即天癸而非精古人不知辨別精與天癸多混同以為一此三證與後醫所謂淋

濁同而竟非失精

白淫。

出素問痿論云思想無窮所願不得意淫於外入房太甚宗筋弛縱發為筋痿及為白淫王冰註曰白淫謂白物淫衍如精之狀男子因溲而下女子陰器中綿綿而下也此即與上所辨同一證乃天癸也而張介賓註曰即今之所謂帶濁也不如王註之詳也。

強中類是也。

病源候論云夫強中病者莖長興盛不痿精液自出千

金方云論曰強中之病者莖長興盛不交精液自出也

本艸綱目韭子條引經驗方云玉莖強硬不痿精流不住時時如鍼刺捏之則痛其病名強中乃腎滯漏疾也

後世有較可聞者一二舉之以備考案

許叔微曰夢遺有數種下元虛憊精不禁者年壯氣盛久節淫慾經絡壅滯者有情慾動中經所謂所願不得名曰白淫正如餅中煎湯氣盛盈溢者如餅中湯沸而溢慾動心邪者如餅之傾側而出虛憊不禁者如餅中

有罅而漏不可一槩用藥也本事方

楊士瀛曰心有所感夢而發泄也其候有三年少氣盛鰥曠矜持強制情慾不自覺知此泄如瓶之滿而溢者也人或有之是爲無病勿藥可笑心家氣虛不能主宰或心受熱陽氣不收此泄如瓶之側而出者也人多有之其病猶輕合用和平之劑臟腑積弱眞元久虧心不攝念腎不攝精此泄如瓶之罅而漏者也人少有之其病最重或謂夢泄尤甚於房勞此世俗習聞其說也獨

不觀證候之有重輕乎外此又有一輩神氣消靡怪異横生風邪乘其虛鬼氣干其正往往與妖魅交通是又厄運之不可曉者也仁齋直指

妻英曰詳此治夢遺方屬鬱滯者居大半庸醫不知其鬱但用龍骨牡蠣等澁劑固脫殊不知愈澁愈鬱其病反甚嘗治一壯年男子夢遺白濁少腹有氣衝上每日腰熱卯作酉凉腰熱作則手足冷前陰無氣腰熱退則前陰氣耕手足溫又且多下氣暮多噫時振隔一旬二

旬又遺脉且弦滑而大午洪大予知其有鬱滞也先用
其丸大下之次用其藥若稍與蛤粉等濇藥則遺與濁
反甚或一夜二遺遂改用其藥大劑煎湯服之遺濁皆
止漸安又一中年男子夢遺醫或與濇藥反甚連遺數
夜愚先與其藥大下之却製此猪苓丸服之皆得瘥安
又丹溪先生治鎮守萬户蕭伯善便濁精滑不禁百藥
不効與試倒倉法而安於此見夢遺屬鬱滞者多矣醫
學綱目

張介賓曰凡少年初省人事精道未實者苟知惜命先須惜精苟欲惜精先宜淨心但見伶俐乖巧之人多有此病而田野愚魯之夫多無此病其故何也亦總由心之動靜而已此少年未病之前所當知也及其既病而求治則尤當以持心為先然後隨證調理自無不愈使不知求本之道全恃藥餌而欲望成功者蓋亦幾希矣

景岳全書

許叔微又曰治經絡熱夢漏心忪恍惚膈熱清心圓

黃蘗皮一兩為細末用生腦子一錢同研勻煉蜜圓梧子大每服十圓至十五圓濃煎麥門冬湯下大智禪師方夢遺不可全作虛冷亦有經絡熱而得之本事方以上四氏所說較勝諸醫專稱虛者惜乎不見到此疝之所為也

後世以白濁立門與遺精並稱而以為可大懼之證以予觀之則未必盡然也濁多是屬癃即所出之濁汁皆是膀胱中之滓濁而非精何得與精同稱乎故後世又連稱淋

濁要之癃類耳視今之患者或小解後出濁汁或濁瀝常出不止或白溺如泔或溺後停久纔方淀濁或濁下淀如泥或稠粘如膠俱無痛若有痛者全是癃故濁似婦人帶下而所出不同帶下自精道來濁自溺道來此其所以非可以懼也間有溺赤下濁亦赤口燥發熱者此由有熱而然也亦非血精也此證多是癃而非濁故濁從癃治爲常若有自精道來者則可懼矣此百中之一二耳間見虛人有濁證者亦是癃濁也不可不審察也

汗　盜汗　自汗

汗即人身水氣之外漏出者也蓋人身靜則汗無由出唯氣是達動則蒸氣發汗成雲騰致雨之勢方已出也輕則熱熱而潤濕甚則淋漓而如流若夫天熱衣厚加以飲食則靜處亦汗況以堅重負擔乎雖冬月盛寒而成發如玉而輿隸負擔不分冬夏動作不止流汗似水其人壯健益以增強此汗之所以有益內而宣暢腸胃外而解通腠理由是元氣發越而鬱滯自開通也豈非佳兆乎故汗之而

汗出者病易治汗之而汗不出者病不易治但如不可汗而汗之與汗之過度則爲不空耳多是粗工之所害也夫汗多亡陽雖張機所戒而在傷風寒時疫瘧疾等則有汗多者亦無大害非必皆然也張機已以溫粉撲之後世又有溫粉方不必爲也

傷寒論大青龍湯方後云汗出多者溫粉撲之（成本撲作粉）

本事方云溫粉方白朮藁本川芎白芷右細末每服一兩入米粉三兩和勻粉撲周身以止汗無藁本亦得

三因方云温粉凡發汗不欲多多則亡陽宜用此粉撲之即愈効如神白术藁本川芎白芷右爲末每末一兩入米粉三兩和勻撲之○又云止汗温粉用川芎白芷藁本爲末各一分入米粉三分綿裹撲於身上

明理論云温粉方白术藁本川芎白芷各等分右擣羅爲細末每末一兩入米粉三兩和令勻粉撲周身止汗無藁本亦得

按張機元無温粉方唯用白米粉温而撲之耳後雖立

溫粉方如許叔微陳言成無己而皆俱和米粉用之米粉居四之三安在芎芷藁术之四味乎以余觀之不啻四味方不足用雖溫米粉不用亦可也

但大汗出如灌而不止者則可恐也古云漏泄及奪是也靈樞云人有熱飲食下胃其氣未定汗則出或出于面或出于背或出于身半其不循衛氣之道而出何也曰此外傷于風內開腠理毛蒸理泄衛氣走之固不得循其道此氣慓悍滑疾見開而出故不得循其道故命曰

漏泄營衛生會篇
又云大汗出之後是三奪也五禁篇
素問云肺脉摶堅而長當病唾血其耎而散者當病灌
汗至令不復散發也脉要精微論
但其謂汗出於五臟者妄也
素問云故飲食飽甚汗出於胃驚而奪精汗出於心持
重遠行汗出於腎疾走恐懼汗出於肝搖體勞苦汗出
於脾經脉別論

又小兒有多汗者或頭汗最甚髮濕如洗此兒必短命若
大人不必凶兆又有飲食必汗者此亦壯實人多有之雖
冬月喫冷飯亦汗如予從兄九郎是也壯健不養飽食多
酒七十餘歲而死而醫書以飲食汗為病非也
古今醫統云凡飲食汗出如洗日久心虛液耗令人消
渴及半身不遂偏風痿疾此乃飲食慓悍之氣亦不可
不為早治也
但半身汗者必是痱之先兆也古云偏沮是也

素問云生氣通天論
又有手足心汗。後世稱脚汗。邪俗所謂膩手膩足是也。此
元非汗。即膩液也。固非疾矣。生質或有之。凡青年肌肉隆
盛之人。多有此證。漸向老境。則漸減漸乾。以至于止。始非
虛候。其說濕熱内淫者。非也。
古今醫統云。脚汗爲脾經濕熱内淫於四肢。故令手足
心常有汗。至冬陽氣内伏。而汗愈多。由此知其濕熱内
淫也。

有稱心液汗者又云心汗此謂胸間近中處有汗也屬虛者間有之又有腋汗蓋氣怯懦弱之人或逢生人或對高貴人或因驚怖亦皆有之非必為疾其謂心氣溢盛患慮過多者過矣

古今醫統云心液汗證人多有之乃心氣溢盛故也面常發赤小兒因驚得之别無汗獨胸間一塊有汗此患慮過多名曰心汗

又有劑頸汗張機嘗言之此謂繞頸有汗上及額顴胷高

以下則無蓋傷風寒時疫大汗下之後元氣虛脫者必多有之。又雖不大汗下而元氣固虛感邪熱氣淹滯不解者亦有之。

傷寒論云若不結胸但頭汗出餘處無汗劑頸而還小便不利身必發黃也

又云陽明病發熱汗出此爲熱越不能發黃也但頭汗出身無汗劑頸而還小便不利渴引水漿者此爲瘀熱在裏身必發黃

又云太陽病中風以火劫發汗邪風被火熱血氣流溢失其常度兩陽相熏灼其身發黃陽盛則欲衄陰虛則小便難陰陽俱虛竭身體則枯燥但頭汗出劑頸而還腹滿微喘口乾咽爛或不大便久則譫語甚者至噦手足躁擾捻衣摸牀小便利者其人可治

又有自汗此謂汗自出而不止者也勞瘵專有此證又傷風寒時疫經曰虛憊者或誤治之後亦有此證皆是元氣虛脫無腠理之固守汗自漏出不可禁止也空用固收

又中暑驚怖產後等亦有自汗者皆虛候也古謂多汗者
較與此異多汗有盛又有虛不可與自汗同看
素問云尺濇脉滑謂之多汗平人氣象論
又云風寒濕三氣雜至合而為痺其多汗而濡者此其
逢濕甚也痺論
又云陽氣有餘為身熱無汗陰氣有餘為多汗身寒脉
要精微論
靈樞云肺脉緩甚為多汗邪氣藏府病形篇

又傷寒論中有云自汗者此謂不須用發汗藥而汗自然出者也凡感冒證每多有之固非虛證與上所謂自汗大異不可誤混

傷寒論中數條皆然不暇悉舉

又有冷汗古謂之寒汗凡傷風寒時疫或經汗下或失汗下誤治虛脫數日之後顏面冷寒汗出甚者四肢厥冷全身冷汗或雖不經汗下亦閒有此證或哮證發時或滯食鬱冒之時或已吐下而手足厥冷一身寒汗或痢疾誤治

虛脫之後亦有之或痘瘡虛證或勞瘵將終或癇證或疝證或腹痛胸痛甚者亦皆有之或產後滯食血運之時或脫血虛憊亦然大槩卒虛證每多有之總皆虛候也

靈樞云膚脹口乾寒汗出索脉于心熱病篇

又云魄汗

素問云暴癰筋緛隨分而痛魄汗不盡胞氣不足治在經俞通評虛實論

又云少陰在泉主勝則厥氣上行心痛發熱鬲中衆痺

皆作發於胠脇魄汗不藏四逆而作至眞要大論

白汗。

又云眞虛痟心厥氣留薄發爲白汗調食和藥治在下俞經脈別論

漉汗。

靈樞云人之善病風厥漉汗五變篇

絶汗。

又云六陽氣絶則陰與陽相離離則腠理發泄

出故旦占夕死夕占旦死經脉篇
素問云太陽之脉其終也戴眼反折瘈瘲其色白絶汗
乃出出則死矣診要經終論
又出八十一難
張機謂之柔汗
傷寒論云環口黧黑柔汗發黄者此為脾絶也成無己
註云柔汗冷汗也
又睡中不覺汗出者古謂之寢汗張機以後謂之盗汗此

最為虛候故勞瘵必有此證此謂睡中汗出覺來冷者也又有睡中汗出覺來蒸蒸而熱者雖同云寢汗而冷者尤惡睡起溫汗者諸病每多有之雖亦惡候而比之冷者則較輕大凡平人元氣不間寤與寐晝與夜內外健運無一息間斷故二便與汗無不知而出者也及病已虛憊而元氣疲勞怠慢不能守內防外警備斡旋故夜則沈倦靜寐不知覺津液漏出去以猶似賊竊人熟眠而盜將去故謂之盜汗蓋晝則目醒而有所覺故不汗出雖晝睡則汗

者亦謂之盜汗而自汗則異于此矣不分晝夜睡不睡自出而不止尤視元氣不能衛護固密皮膚故自汗更重於盜汗又有小兒毒寢汗者與病虛盜汗者大異雖非佳事亦非必可大恐者又有黴瘡結毒之人多長寢汗者此亦非虛候

素問云腎病者腹大脛腫喘欬身重寢汗出憎風藏氣法時論

又云歲水太過民病云云甚則腹大脛腫喘欬寢汗出

慒風氣交變大論

又云太陽所至爲寢汗痙六元正紀大論○按前二條無其說至是王冰註曰寢汗謂睡中汗發於胷嗌頸掖之間也俗誤呼爲盜汗此大謬也

傷寒論云太陽病脉浮而動數浮則爲風數則爲熱動則爲痛數則爲虛頭痛發熱微盜汗出而反惡寒者表未解也

又云陽明病脉浮而緊者必潮熱發作有時但浮者必

盗汗出

金匱方論云男子平人脉虚弱細微者喜盗汗也

附錄

明理論云盗汗者謂睡而汗出者也自汗則不或睡與不睡自然而出也及盗汗者不睡則不能汗出方其睡也溱溱然出覺則止而不復出矣

證治準繩云凡眠熟而汗出醒則倏收者曰盗汗亦曰寢汗不分寤寐不由發表而自然汗出者曰自汗若勞

役因動汗出非自汗也

景岳全書云小兒盜汗雖是常事在東垣諸公皆曰不必治之蓋由血氣未足也然汗之甚多者終虧氣分之虛正恐他日之強弱未必不由乎此所以培補之功原不可少○又云病後多汗若傷寒若瘧疾凡係外感寒邪汗出熱退而有汗不即止者此以表邪初解必由腠理衛氣開泄其汗宜然即數日旬日亦自無妨俟衛氣漸實汗必自止無足慮也若其他雜證本非外感之類

而有自汗盜汗者乃非所空不容不治

錦囊秘錄云較而論之則自汗爲甚蓋盜汗眞元猶未盡虛自汗則眞元耗散腠裏皆開肺失統氣之權不能固表故毫竅踈豁任其潰泄勢必陽亡陰竭而後止

又有黃汗即疸中之一證詳見疸門

又有汗血證甚希有之事陳言言之

三因方云病者汗出正赤汚衣名曰汗血皆由大喜傷心喜則氣散血隨氣行婦人產褥多有此證又葎草汁

治產婦大喜汗出汚衣赤色

又有陰汗即陰囊濕潤也雖云汗而實非汗乃穢膩也凡陰囊濕者必痒即謂陰囊濕痒是也濕之甚者其褌如水濡褌襠內股必覺冷潤如水濡衣而取視之則非濡矣膩液汚褌淡墨色似油濡樣有一種臭氣非鵶臭也

魯府禁方云陰汗鵶臭兩腋下臭非也

間有陰囊燥者亦痒同濕者搔之有白薄皮飛落如頭白屑究竟濕者非汗猶手足心出膩謂之汗者誤也

遺溺

溺奴吊切鳥去聲尿同

遺溺者謂遺失小便不知覺也有在小兒十歲内外者視其患兒多非虛弱之質審察其由全在飽食滿胃元氣為之停滯慵懶怠惰熟寐難醒睡中不覺尿出也非關虛證故方其熟睡之時傍人強喚起使之小解則不遺矣年及十五六元氣漸盛而自知羞恥則自止者多矣間有懶惰放縱不知羞恥至三十已上猶且遺失者如予僕也此由其自幼放惰不知戒慎遺失遂成熟路乃致習成性而然

也及其後妻子僇之火伍戒之終不止而已此皆可以見其非虛也巢元方稱尿淋有陰氣偏盛之說迂尤甚矣不足取也

病源候論云尿牀候夫人有於眠睡不覺尿出者是其稟質陰氣偏盛陽氣偏虛者則膀胱腎氣俱冷不能溫制於水則小便多或不禁而遺尿凡人之陰陽日入而陽氣盡則陰受氣至夜半陰陽大會氣交則臥睡小便者水液之餘也從膀胱入於胞爲小便夜臥則陽氣衰

伏不能制於陰所以陰氣獨發水下不禁故於眠睡不覺尿出也○千金方及外臺秘要所引近効方亦同

右巢氏說不啻迂鑿大有謬誤蓋胞即膀胱也非膀胱之外別有胞胞脬同說文云脬膀光也可以徵也今云從膀胱入胞為小便者冥搜暗索妄說莫甚焉古今醫家之言不可據信槩皆如是不獨巢氏而已

又有痱證遺尿方其卒倒鼾睡不省人事之時必失尿此亦夢中不覺尿出也雖與小兒尿牀過飽病患不同其因

而至睡夢中不知覺則一也原夫膀胱含尿之府也尿充於胞則有欲瀉之意而不得自出必有氣以啓之而後得能出雖使膀胱尿充而欲瀉而苟非氣以啓之則不能自瀉出若氣惡之則過數刻而不尿有氣一啓之而後尿出來必盡胞中所有而止矣既盡胞中所有之尿則雖百般努力而無出物可見膀胱止于含尿而不能自瀉賴氣以得能出焉此元氣之所以總持統攝啓閉縱擒爲全身之君主又爲大元帥可極尊崇奉畏也如急癃元氣括縮迷

悶於心邊不遑守外故不覺尿出而遺失猶守門監者從事於他署困苦迷惑不知人出門也間有恐怖而遺尿者猶失性人心神迷亂不覺尿出也常觀犬與猫亦有之此皃其同類強者必怯而恐怖以自遺尿也又有老人遺尿失禁此由衰弱而然乃耄之事也又有久病虛脫之人遺尿此在瀕死之時已上皆非灸藥之所治也如素靈以膀胱約不約為說者未也膀胱止含尿耳至踈泄皆是元氣之所使然乃一心之運為作用何肺肝之所知乎哉如醫

書云肝主疏泄者亦是配當之空論也。
素問云膀胱不利爲癃不約爲遺溺宣明五氣篇、
又云淫氣遺溺痹聚在腎痹論、
又云此生病從小腹上衝心而痛不得前後爲衝疝其女子不孕癃痔遺溺嗌乾骨空論、
靈樞云三焦者足少陰太陽之所將太陽之別也實則閉癃虚則遺溺遺溺則補之閉癃則寫之本輸篇、
又云肝所生病者胷滿嘔逆飧泄狐疝遺溺閉癃經脉篇、

金匱方論云下焦竭即遺溺失便其氣不和不能自禁制。

名醫別錄云老人失溺牛膝條

病源候論云夢溲便

一本堂行餘醫言卷之八畢

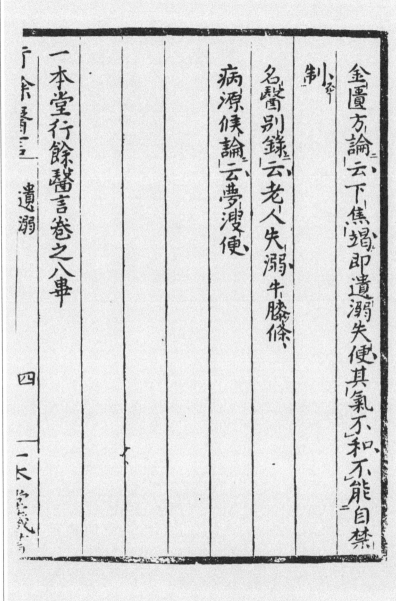

一本堂行餘醫言卷之九

香川修德太沖父　著

喘哮（喘尺兗切音舛　哮虛交切音嗃）　附短氣少氣　眩運

喘者喉鬨痰聲也蓋氣道壅息呼吸出入日夜不止謂之氣息氣息雖有出入而無聲音若有外邪癥疝犯傷元氣則元氣奔疲充周不足而氣道上口守備怠慢爲痰沫所擁着遂乃内氣畏縮升騰之勢自弱不能吐去痰沫痰沫長滯爲氣息出入之妨故氣息呼吸不得快利呼觸吸觝

動鳴痰沫出入作響如拽鋸聲譬如今有徑尺孔出入之
者恰適其中則始無妨礙若其孔旁有物貼着乃孔內隘
至八九寸則先之恰好出入者不復能寬通而上下左右
阻觸蹶突不得不掠拂孔旁孔即氣道物即痰沫也以升
氣掠動痰沫故作鳴響猶風吹水生波聲也此謂之喘即
喉間痰聲也古惟以痰息言之乃痰走急奔呼吸短促之
謂如牛喘是也在醫家專以痰聲兼言之如素靈傷寒論
皆然大凡諸病中發喘者雖輕喘亦可畏況發於大病篤

疾之後者極是惡候又產後暴虛而發喘者亦多不起又勞瘵久欬後發喘氣者死期在近又勞瘵之人漸迫死期喉中常鳴如痰響者乃喘中之弱聲耳以上皆虛喘終不可治又有暴喘亦有盛虛二候多是外邪所犯欬嗽痰沫之喘也小兒喘亦然與平人飽食胃滿腹脹而喘者不甚相遠蓋過食胃滿則內氣上逆暴甚以動鳴喉間之唾沫而致然此是盛喘凡盛於此則必虛於彼胃中物多難速化熟專用力於此故在喉間斯氣必有怠慢乃滯唾沫於

彼所以爲喘也暴喘兒喘爲外邪癥疝所把侮而發者亦是斯氣有事於此則必不足於彼之所致可以準知也素靈所稱不一様曰喘

素問大奇論痺論脉解篇陽明脉解篇經脉別論刺腰痛篇刺禁論逆調論至眞要大論瘧論五常政大論玉機眞藏論擧痛論平人氣象論

靈樞熱病篇四時氣篇云喘不能久立經脉篇云喝喝而喘五邪篇云上氣喘

喘息

素問玉機眞藏論擧痛論風論痺論欬論奇病論繆刺論氣交變大論陰陽應象大論又素問遺編之[illegible]

論云、喘息有音。

靈樞五閱五使篇、雜病篇云、喘息喝喝然、熱病篇云、氣滿胸中喘息。

喘鳴

素問陰陽別論、通評虛實論云、喘鳴肩息。

氣喘

同上、至真要大論、痺論云、上氣而喘。

喘滿

同上、生氣通天論、

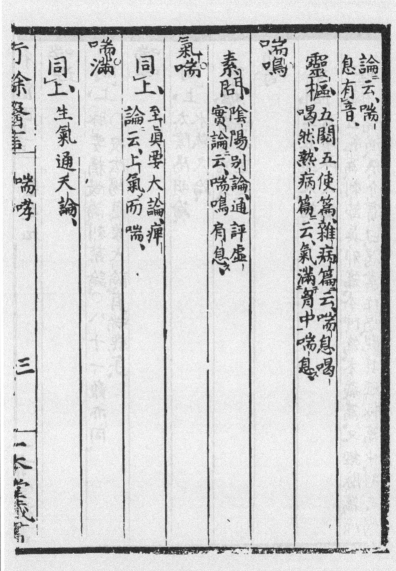

喘逆○

同上脉要精微論刺禁論○八十一難亦同

○按陰陽應象大論有喘麤字

喘呼○

同上太陰陽明論

水熱穴論

靈樞衛氣篇云

喘呼逆息

喘喝○

素問生氣通天論

五常政大論

靈樞五亂篇刺節眞邪篇本神篇本藏篇又經脉篇作

喘渴張介賓曰渴當作喝觀其經脉篇中別云喘

喝而喘則張說亦是

喘欬○

同上經脈篇脹論篇刺熱篇

欬喘○

素問至眞要大論氣交變大論云欬喘息鳴

喘悸○

靈樞癲狂篇

詳考以上所言其謂喘喘息氣喘喘呼喘欬欬喘喘悸者

即今前面所述也謂喘鳴喘逆喘喝連肩息仰息胸憑等字者即後世所謂哮也古不分喘哮可以見也張機稱喘亦有盛虛二候其謂喘家者即哮證也其他有全似痰者傷寒論云喘家作桂枝湯加厚朴杏子佳又云頭痛發熱身疼腰痛骨節疼痛惡風無汗而喘者麻黃湯主之又云喘而汗出者葛根黃連黃芩湯主之又云太陽與陽明合病喘而胸滿者不可下宜麻黃湯又云傷寒表不解心下有水氣乾嘔發熱而欬或喘者小青龍去麻

黃加杏仁湯主之又云太陽病下之微喘者表未解故也桂枝加厚朴杏子湯主之又云發汗後不可更行桂枝湯汗出而喘無大熱者可與麻黃杏仁甘草石膏湯下後亦同又云陽明病脉浮無汗而喘者發汗則愈宜麻黃湯又云病人小便不利大便乍難乍易時有微熱喘冒不能臥者有燥屎也宜大承氣湯又云陽明病脉遲雖汗出不惡寒者其身必重短氣腹滿而喘有潮熱者此外欲解可攻裏也又云傷寒四五日脉沈而喘滿又云

陽明中風口苦咽乾腹滿微喘又云發汗後飲水多必喘以水灌之亦喘○以上言盛喘又似言痰者也

又云脉浮而洪身汗如油喘而不休水漿不下體形不仁乍靜乍亂此為命絶也又云若汗出髮潤喘不休者此為肺先絶也又云中風以火刼發汗邪風被火熱血氣流溢失其常度兩陽相熏灼其身發黄但頭汗出劑頸而還腹滿微喘口乾咽爛或不大便久則譫語甚者至噦又云直視譫語喘滿者死又云若劇者發則不識

人循衣摸牀惕而不安微喘直視脉弦者生濇者死又云微弱在關胸下為急喘汗而不得呼吸又云下利手足厥冷無脉者灸之不溫若脉不還反微喘者死又云傷寒發熱頭痛微汗出熏之則喘不得小便心腹滿又云欬則吐涎下之則欬止而利因不休利不休則胸中如蟲齧粥入則出小便不利兩脇拘急喘息為難極寒反汗出身冷若冰眼睛不慧語言不休而穀氣多入此為除中〇以上言虛喘

金匱方論云風中於衛呼氣不入熱過於榮吸而不出風傷皮毛熱傷血脉風舍於肺其人則欬口乾喘滿咽燥不渴多唾濁沫時時振寒又云上氣喘而躁者屬肺脹欲作風水發汗則愈又云上氣面浮腫肩息其脉浮大不治又加利尤甚又云欬而上氣喉中水雞聲又云欬逆上氣時時唾濁但坐不得眠又云肺癰喘不得臥又云欬而上氣此爲肺脹其人喘目如脫狀脉浮大又云肺脹欬而上氣煩躁而喘脉浮者心下有水氣又

肺癰胸滿脹一身面目浮腫鼻塞清涕出不聞香臭酸辛欬逆上氣喘鳴迫塞又云胸痹之病喘息欬唾胸背痛短氣寸口脉沈而遲關上小緊數又云膈上病痰滿喘欬吐發則寒熱背痛腰疼目泣自出其人振振身瞤劇必有伏飲又云夫病人飲水多必暴喘滿凡食少飲多水停心下甚者則悸微者短氣又云肺飲不弦但苦喘短氣又云支飲亦喘而不能臥加短氣其脉平也又云膈間支飲其人喘滿心下痞堅面色黧黑其脉沈緊

得之數十日醫吐下之不愈又云欬逆倚息不得臥小青龍湯主之○以上渾書盛虛二候見者須考焉成無已知有盛虛二樣則可也但其所解似專言哮狀後世李中梓王肯堂俱剽竊成說

明理論云肺主氣形寒飲冷則傷肺故其氣逆而上行衝衝而氣急喝喝而息數張口擡肩搖身滚肚是為喘也○醫宗必讀衝衝作促促息數作痰聲滚作擷

哮本與喘不異雖然在今日則别是為一證永成滯患

至有父母傳遺之子自不得不分名稱也其證促促氣急喉間喘息吸短呼長擡肩滚肚上氣衝逆鼻張涎潮胸如裂息欲絶冷汗如油身冷如冰痰響往來如拽鋸聲齁䶎似鼾咆哮似豕驚聲呀呷如水雞鳴數後屎溏水穀不入困苦可駭或時時大息呻吟牽繼而坐憑几俯僂不能臥雖間有輕證能臥者側尸難仰僅下湯粥逆聲益劇初時欬亦不發痰亦不多出鼻涕頻流涎唾自出當是之時藥汁湯水入咽轉逆糜粥亦然徒待其少衰而後可以施湯

粥及已欬微發痰微出則逆氣稍緩漸漸而靜纔可傾枕而臥此素有夙根故或有歲幾發有月幾發有旬幾發自一二日至五六日多發曉夜陰雨暴冷節氣之變極所不免也氣復證退如未始病者非滯患豈能如是哉又多發於秋風初催冷氣纔至之時間有暑月發而冷時無事者大便多濇又間有祕結者此本盛候多因過食飽飧穀氣偏勝助長升氣併動癥疝之所致過酒痛飲亦同此意在小兒過愛飽煖釀成癥蟲而然也苟能謹守禁戒者可台

否則竟不可根治若夫傳自父母者與身俱生不可奈

凡欲治哮者常在未發時以專減飲食忍飢枵腹爲上策此策如容易實甚難事故爲之者至尠矣非勇於慎疾修養者決不能行也遠房欲禁過酒固不須言也又須灸以開癥不使頻發若臨已發則雖駁峻僻藥而不可抵當猶欲以拳石沮決河不但無益反激險勢須不施法以待其自寧而可也又間有五十以後不強加治而自已者雖使其發亦遠且輕此由老人内氣日衰逆上之勢自弱而然

則可見劇發之感候也益足徵信矣又自素問說腎肝肺喘後世之濫稱從此而出也

素問云夜行則喘出於腎淫氣病肺有所墮恐喘出於肝淫氣害脾有所驚恐喘出於肺淫氣傷心度水跌仆喘出於腎與骨經脉別論

此直言卒然疾息耳且肝腎已可疑焉豈有喘氣疾息出於骨之理哉妄亦甚矣又如喘欬喘嘔等喘欬在欬嗽門喘嘔言喘與嘔也故不舉焉若夫巢元方謂之呷嗽

病源候論云呷嗽者猶是欬嗽也其胸鬲痰飲多者嗽則氣動於痰上搏喉咽之閒痰氣相擊隨嗽動息呼呷有聲謂之呷嗽其與欬嗽大體雖同至於投藥則應加消痰破飲之物以此爲異耳（按外臺祕要立呷欬條引病源候論嗽作欬且引崔氏方三十年以來呷欬并療之方、古今錄驗療呷欬書俱作呷欬錄驗方後云廣濟療瘕嗽上氣喉中作水雞鳴其他立上氣喉中水雞鳴條引深師方療欬逆上氣胸中塞不得息臥不安席牽繩而起咽中如水雞聲又療久欬逆上氣體腫短氣脹滿晝夜

外臺醫言　卷之九

倚辟不得臥、喉常作水雞鳴。小品方同。必效方療病喘息氣急喉中如水雞聲者無問年月遠近方、古今錄驗沃雪湯療上氣不得息臥喉中如水雞聲欲絕方而方後云集驗、經心錄、范汪同、此皆混擧呷欶瘶嗽上氣欬逆與哮乃古今之異也。

孫思邈謂之欬嗽上氣。○

千金方云治欬嗽上氣方後云有人風虛中冷胸中滿上氣喉中如吹管聲吸吸氣上欲欬服此方得瘥。按外臺秘要引古今錄驗麥門冬丸主氣逆上氣方藥品與千金同而方後亦有此文、但字有小異耳、又方後云經心錄同、又云治積年欬嗽喉中呀聲一發不得坐臥。○按外

臺秘要引集驗療久患氣嗽發時奔喘坐臥不得并喉
裏呀聲氣欲絕方。又備急療冬欬奔喘坐臥不得并喉
裏呀聲氣絶方（并方後云，張文仲同）。此乃呀聲奔喘吹管等即後
世之哮也。又引古今錄驗療欬欲煙法。
許叔微謂之哮嗽。
續本事方云十六般哮嗽（已見欬嗽條），
及寒喘、熱喘、水喘。
醫說云：凡人患喘，其證有三，一曰寒，二曰熱，三曰水病。

熱者發於夏、而不發於冬、冷病者、遇寒則發也、水病者、胸膈滿悶、脚先腫也、此出養生必用方、又欲驗喘疾是水、不是水者、小便澁脚微腫而喘者、水證也、當作水治之、小便不澁、脚不腫、只作喘治之、○醫學綱目、寒喘熱喘亦同、證治準繩、全取手書

齁喘　陰喘陽喘○

同上、信州老兵女三歲、因食鹽鰕過多、遂得齁喘之疾、乳食不進、用甜瓜蒂七枚、爲麁末、用水調澄取清汁一呷、次日再作、三進藥、病根如掃、○喘疾須分陰陽、病發於冬、寒冷病也、病發暑月、熱病也、

哮吼○

出仁齋直指、後世多用此名、

喘嗽

出宣明論、醫說亦同、

哮喘。

出證治要訣、云、喘氣之、哮吼如水雞之聲、牽引胸背、氣不得息、坐卧不安、此謂嗽而氣喘、或宿有此根、如遇寒暄則發、又云、風寒喘嗽、又云、若乾喘不嗽、

火喘。氣喘。胃虛喘。痰喘。

見明醫指掌圖、

吻喘。

出古今醫統

實喘　虛喘

出景岳全書

冬喘

出仁齋直指

胃喘　腎喘　運氣喘　氣促喘　產後喘

並出醫學綱目

水哮　陰虛喘　風喘

出醫學入門

食喘痰哮

出丹臺玉案

吼氣齁䶎

出萬病回春 醫林集要作䶎齁

咆哮

出醫林集要

齁嗽喘吼

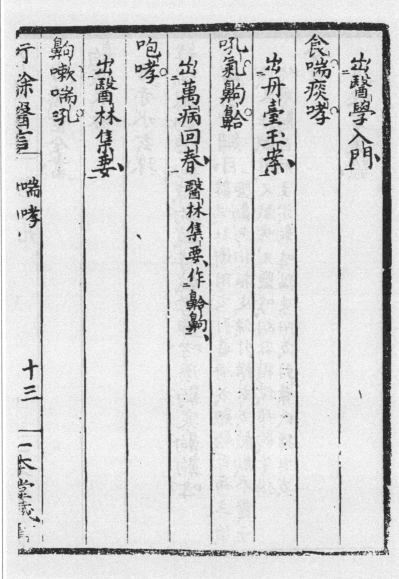

出濟世全書

齁疾　水咻

出赤水玄珠

哮喘　鰕齁　鹽齁　鹹齁　鹹哮　鹽哮　痰齁　寒齁　齁哮

出本艸綱目　哮喘、杜衡附方、引普濟方、鰕齁、百病主治、

鹽齁、烏桕根皮條、引摘玄方、鹹齁、木鼈子

條、又作鹹哮、又鹹哮、又鹽哮、胡麻稭條、痰齁、芋根

條、寒齁、百病主治、齁哮、貓屎附方、引葉氏摘玄方、

冷哮

出秘方集驗

腎哮。

出錦囊秘錄。

五哮。

類經圖翼云、水哮、乳哮、酒哮、冷風哮、小兒鹽哮。

小兒呷氣。

出本艸綱目、白水牛喉、主治、孫思邈云、

驚喘。

出神農本艸石膏條、

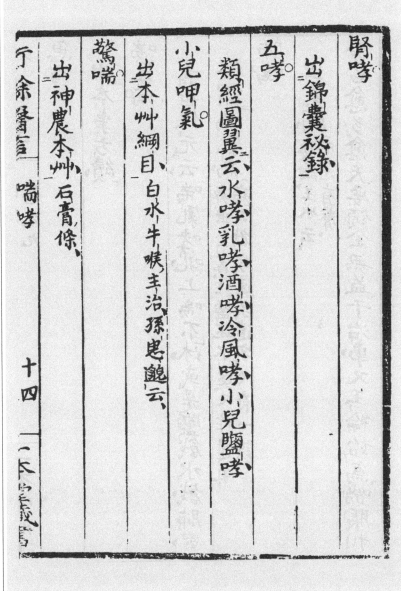

魚哮○

出本事方續

喘氣病○

壽世保元云喘氣哮吼上喘不休或是鹽戧水戧肺竅

俗謂喘氣病濟世全書作鹽迷水逮又作遣氣病二戧字逮字遣字必有一誤

肺鳴○

出素問痿論王冰云喘息有聲

命名愈多愈失要領全無益于治事又王綸始為喘脹抑

因之說後世多從之者尤屬偏見蓋喘哮不必脹其脹者百中之二三耳唯脹甚則發喘耳此亦其初未必喘也何有喘脹相因乎可謂謬矣

王綸說見明醫雜著

特靈樞云衛氣之留於腹中稸積不行菀蘊不得常所使人肢脇胃中滿喘呼逆息此殆得之而未盡矣故標論焉後世所論非拘泥則必鑿矣故不可取也

虞摶曰大抵哮以聲響名喘以氣息言夫喘促喉中如

衍食醫書　卷之九

水雞聲者謂之哮、氣促而連屬不能以息者謂之喘。見醫學正傳、○張三錫醫學六要、全襲此語、而繼之曰、雖然未有不由痰火內鬱、風寒外束而致之者、外有陰虛發喘、氣從臍下起、直衝清道而上者、又有氣虛發喘、而短氣不能以接續者、是故知喘之為症、有實有虛、治隔天淵、一或妄投、死生立判、醫者不可不知、

王肎堂曰、哮與喘相類、但不似喘開口出氣之多、如聖濟總錄有名呷嗽者、是也、以胸中多痰結於喉間、與氣相繫、隨其呼吸、呀呷於喉中作聲、呷者口開、呀者口閉、乃開口閉口、盡有其聲、蓋喉嚨者、呼吸之氣出入之門

也會厭者聲音之戶也懸雍者聲之關也呼吸本無聲胸中之痰隨氣上升沾結於喉嚨及於會厭懸雍故氣出入不得快利與痰引逆相擊而作聲也是痰得之食味鹹酸太過因積成熱由來遠矣故膠如漆粘於肺系特哮出喉間之痰去則聲稍息若味不節其胸中未盡之痰復與新味相結哮必更作此其候矣證治準繩

李中梓曰哮者與喘相類但不似喘開口出氣之多而有呀呷之音呷者口開呀者口閉開口閉口盡有音聲

呷呀二音合成哮字以痰結喉間與氣相繫故呷呀作聲醫宗必讀

張介賓曰喘有夙根遇寒而發或遇勞即發者亦名哮喘未發時以扶正氣為主既發時以攻邪氣為主景岳全書

馮兆張曰夫呼吸急促者謂之喘喉中有響聲者謂之哮然痰盛而喘則治痰為本而利氣為標氣實而喘則氣反為本痰反為標錦囊秘錄

陳徹雪潭居醫約全剽竊證治準繩故不錄

以上虞王李張馮五氏皆欲強分喘哮故為紛紛耳蓋喘
者總名也凡痰息及喉間痰響及成宿患者槩謂之喘也
其成宿痰滯患以時而發者後世俗間謂之哮也蓋喘者
總名古稱哮者後世俗呼固非別證但欲姑表宿患故舉
哮字耳詳見于字辨中其如以聲響與氣息別之及謂哮
與喘相類但不似喘開口出氣之多及謂呀呷合成哮字
等說俱不知古今之異稱雅俗之字樣漫作鑿說互相蹈
襲且如呷嗽始出病源候論而王肯堂不此之取而反引

聖濟總錄者何耶又後醫奉李杲朱震亨説以為極致者愚也蓋李也迷而鑿於虚矣朱也偏而陷於痰矣俱不的實何足奉崇哉

李杲曰華佗云盛而為喘減而為枯故活人亦云發喘者氣有餘也凡看文字須要會得本意盛而為喘者非肺氣盛也喘為肺氣有餘者亦非氣有餘也氣盛當認作氣衰有餘當認作不足肺氣果盛又為有餘則當清肅下行而不喘以其火入於肺衰與不足而為喘焉故

言盛者非言肺氣盛也言肺中之火盛也言有餘者非
言肺氣有餘也言肺中之火有餘也故瀉肺以苦寒之
劑非瀉肺也瀉肺中之火實補肺氣也用者不可不知
見此事難知○余讀此言甚驚訝焉大疑怪焉嗚呼李杲何
為如是之愚耶苟如李說則華佗活人何不云衰而為
喘云發喘者氣不足也而云盛與有餘耶又何為二氏
不明明白白云肺中之火盛與肺中之火有餘而故造
隱語使人迷耶二氏未始使人迷此李杲獨自迷耳苟

如李說則凡謂盛者皆作衰看有餘皆作不足看則是文字背違黑白顛倒無所不至李杲之戾已如此況其下者乎可以想見也故王肎堂曰若夫從後代集證類方者不過從巢氏嚴氏之說而已獨王海藏辨華佗云此以此事難知爲王好古作故稱王海藏擧前語不亦踈乎此語高出前輩發千古所未發惜乎但擧其端未盡乎火所兼行之氣見證治準繩前後文所長故不盡擧馮兆張亦云海藏之辨發千古之精奧惜乎啓其端未竟其火之所由來夫火之有餘水之不足

也陽之有餘陰之不足也凡諸逆衝之火皆下焦衝相火出於肝腎者也腎水虛衰相火偏勝壯火食氣銷鑠肺金烏得而不喘焉見錦囊秘錄如王肎堂馮兆張者乃妄後之妄鑿後之鑿也

朱震亨曰喘急者氣爲火所鬱而爲痰在肺胃間也有痰者有火炎者有陰虛自小腹下起而上逆者有氣虛而致氣短者有水氣乘肺者有肺虛挾寒而喘者有肺實挾熱而喘者有驚憂氣鬱肺脹而喘者有胃絡不和

而喘者有腎氣虛損而喘者雖然未有不由痰火内鬱
風寒外束而致之者也見張介賓景岳全書○此向所謂偏而陷
於痰者也後世專言痰者皆自朱震亨啓之張介賓取
斯李朱二氏之説爲綱要景岳全書而不知其弊如是又王
肎堂論喘以劉完素爲勝此亦不知熱火之偏同陷于
坎阱者也王肎堂證治準繩云或問喘病之源何如曰
陽氣之所行通榮藏府故氣有餘俱入於肺或爲喘息
上氣或爲欬嗽因此至嚴氏謂人之五藏皆有上氣而
肺爲之總由其居於五藏之上而爲華蓋喜清虛而不
欲窒礙調攝失宜或爲風寒暑濕邪氣所侵則肺[illegible]

滿發而為喘、呼吸促迫、坐臥不安、或七情內傷鬱而生痰、脾胃俱虛不能攝養一身之痰、皆能令人發喘、治之之法、當究其源、如感外邪、則祛散之、氣鬱則調順之、脾胃虛者溫理之、聖濟方又云、呼隨陽出、氣於是升、吸隨陰入、氣於是降、一升一降、陰陽乃和、所謂上氣者、蓋氣上而不下、升而不降、痞滿胸中、氣道奔迫、喘息有音者是也、本於肺藏之虛、復感風邪、肺葉脹擧、諸藏又上衝而壅遏、此所以有上氣之候也、歷代醫者、用此調氣之說、以為至當、無復他論、及觀劉河間原病式、則以喘病叙於熱淫條下、謂火熱為陽、主乎急數、故熱則息數氣麤而為喘也、與巢氏所云、氣為陽有餘則喘、較之則劉氏之言為勝、何則陰陽各因其對待而指之、形與氣對則以形為陰、氣為陽、寒與熱對、則以寒為陰、熱為陽、升與降對、則以降為陰、升為陽、動與靜對、則以靜為陰、動為陽、巢氏不分一氣中而有陰陽寒熱升降動靜備於其間、一皆以陽為說、致後人止知調氣者、調其陽而已、今劉氏五運所主之病機則是一氣變動而分者也其病機如何曰不獨病之有機於化生者亦有之知生化之機則可以知爲病之機也蓋一氣運行升降浮沈者由生氣根於身中而神居之主陰陽動靜之機也其機動而清靜者則生化治動而煩擾者則苛疾作矣其動有甚衰以致五行六氣勝負之變作故内經至眞要大論之病機一十九條而統領五運六氣之大綱如喘者謂諸喘皆屬於上王注以上乃上焦氣也炎熱薄爍心之氣也承熱分化肺之氣也又謂諸逆衝上皆屬于火是故河間叙喘病在熱淫條下誠得其旨矣曰喘病之綱屬熱屬火則聞命矣亦有節目之可言者乎曰予嘗考之内經靈樞諸篇有言喘鳴有言喘息有言喘逆有言欬有言喘嘔有言上氣而喘諸喘之形狀或因熱之微甚或邪之所自故也夫諸篇節目之多如此然備是設爲凡例者耳唯張仲景得其旨在傷寒證中諸症者皆因其邪動之機以致方藥務不失其氣宜者

從後代集證類方者，不過從巢氏嚴氏之說而已。獨海藏辯華佗云：肺氣盛爲喘，活人云：氣有餘則喘，氣盛當認作氣衰，有餘當認作不足云云。此語高出前輩，發千古所未發，惜乎但舉其端，未盡乎火所兼行之氣，何則如外感六淫鬱而成火者，則必與六淫相合，因内傷五邪相勝者，亦必與邪相併，遂有風熱暑熱濕熱燥熱寒熱之分，諸逆衝上之火亦然，而有所從之氣在焉。蓋相火出于肝腎，厥陽之火氣起于五藏，夫火生于動，五藏主藏精宅神，乃火也。至若陰精先有所傷而虛，不能閉藏其氣，遇有妄動，其神至則火隨發而炎起，起于腎者，本藏寒水之氣從之；起于肝者，本藏風木之氣從之；起于脾者，濕氣從之；起于心者，熱氣從之；起于肺者，燥氣從之。所從者，得以附火之炎而逆也。諸逆之氣，或入于所勝之藏甚，而至于上焦，或因火而徑衝于肺，此亦火之合併藏氣五邪者也。此外復有心火因逆氣不得下降，奔迫于上者，有藏氣之俱不足，其火浮溜于上而虛者、有離其宮室而務于取勝、反自虛者、更有人之稟素弱者、有常貴後賤之脱營、常富後貧之氣離守者、夫如是之病、雖有當攻之實、亦不重瀉、大抵必從病機大要治法曰、謹守病機、各司其屬、有者求之、無者求之、盛者責之、虛者責之、必先五勝、疎其血氣、令其調達而致和平、凡處治虛實之法、盡在此數語矣○馮兆張錦囊秘錄云、海藏之辯、發千古之精奥、惜乎、啓其端未竟其火之所由來、夫火之有餘、水之不足也、陽之有餘、陰之不足也、凡諸逆衝之火、皆下焦衝任相火、出於肝腎者也、腎水虛衰、相火偏勝、壯火食氣、銷鑠肺金、烏得而不喘焉、丹溪云、喘有陰虛、自小腹下火起而上衝、四物湯加青黛竹瀝陳皮、入童便煎服、如挾痰喘者、四物加枳殼半夏、補陰以化痰、夫謂陰虛發喘、丹溪亦發前人之未發、但如此治法、實流弊於後人、蓋陰虛者、腎中之眞陰虛也、豈四物湯陰血之謂乎、其火起者、下焦龍雷之火也、豈寒涼所能降乎、其間有有痰有無痰者、有者，水挾木火而上也，豈竹瀝枳半之能化乎，須用六味地黃，加麥冬五味，大劑煎飲，以壯水之主，則水升火降，而喘自定矣。蓋緣陰水虛，故有火，有火則有痰，有痰則欬嗽，欬嗽之甚則喘耳。其轉辨而轉鑿，煩雜無要，如是之甚矣。馮兆張又以朱震亨用四物湯竹瀝枳半，爲不的切，而更用六味地黃爲得之。嗚呼，拘泥迷惑之極，其至于如此乎。夫四物湯已非喘證之所宜，况六味地黃，其泥滯增喘，更甚于四物乎。如馮兆張蔽諂之至，雖使百誨千喻，終不可曉也。今舉此二氏之妄說者，欲使吾門子弟明知邪徑而去，而不迷耳。

附字辨

喘說文云疾息也或曰牛喘言牛之氣息急疾也此知古人所用唯是氣息未嘗涉聲似短氣而非短氣急疾奔走則氣息短促者是也在醫家則遠自素靈已兼喉間痰響而言之故主痰響而疾息次之又按康熙字典云廣韻喘息集韻或作歂

哮說文云豕驚聲也玉篇大怒也古今韻會云集韻或作𤞁韻會小補云呼教切嗅也又孝挍切見嗃字下云大呼又增韻呌呼聲又嗚也正字通云六書故

虎豹怒號也常建詩日入聞虎豹空山滿咆哮康熙字典云廣韻哮闞風俗通引詩闞如哮虎按詩大雅今本作虓又集韻烋上聲與嗃同大呼也又呼也廣韻喚也以上皆是驚鳴怒號大呼叫喚之謂也蓋哮本俗醫濫稱以其痰潮喘息咆哮叫喚似承驚虎豹怒號之聲響故誤呼來而醫書遂從用耳又作齁按玉篇火候切齁䶕鼻息也䶕與䶎同呼洽切正字通云齁謂鼻息大聲或讀若吼義同康熙字典云王延壽王孫賦鼻䶒齁以𪖃䶕註皆鼻息也又

廣韻齁𪖙鼻息也醫書多稱齁𪖙而稱𪖙齁者止一二見之究竟以鼻息大聲與喉喘痰響相似故亦醫俗濫稱且正字通云俗謂喘急有聲者曰齁齁讀如吼之平聲此方音也與咆哮之哮聲義各別哮則非喘喘不能哮舊註引說文豕驚又哮喘並非又稱哮吼吼氣按吼玉篇云牛鳴也字彙厚怒聲又虓聲康熙字典引增韻同正字通康熙字典並引梵書大智論獅子吼說此亦大怒虓聲且與齁音近故云鹵又稱呴唏按呴字彙與吼同康熙字典云集韻

音齁喉中聲廣韻吼亦作呴此亦與齁吼同又稱咆哮指
咆說文嗥也玉篇咆哮也康熙字典云廣韻咆哮熊虎聲
又與炰通炰烋一作咆咻左思魏都賦呑滅咆咻又集韻
獸呼又劉楨魯都賦晝藏宵行俯仰哮咆又用咻見上又
稱呷氣按呷說文吸呷也正字通云長箋吸而歠曰呷甲
有斂藏義故从甲考諸字書皆無喘哮齁等意用呷字最
誤唯有喤呷衆聲一義若非連喤字無所取義況如王肎
堂字中梓曰呷者口開呀者口閉此誤認開閉也呷吸呷

非閉口則不可吸飲呀說文張口貌字彙康熙字典並云韓愈月蝕詩如口開呀呀又谽呀谷空貌司馬相如上林賦谽呀豁閉此皆開豁義且李中梓曰呷呀二音合成哮字者甚鑿也病源候論始稱呷嗽非也凡喘欬痰三證每相因亘謂喘嗽則猶之可也至哮則不臨解不嗽輕者雖閒有兼欬而以其元非始于欬故今唯稱哮也國俗呼為喘息是已又稱㗇呷按㗇諸字書無哮義誤也又或作⿰鼻孝或作⿰鼻殳尤非也此二字諸字書皆無全是後世醫家六[illegible]

之妄也耳又作㾦字彙㾦瘷喉病正字通云一說久欬不已連喘腰背相引坐寢有音者俗名為㾦病六書內經無㾦此亦俗字可以見也又正字通云噭俗哮字字彙鬪聲康熙字典云篇海音哮鬪也此唯聲同耳竟是僻字不可用也原夫哮者後世之俗稱而元非正義雖固是喘中之一證而至後世則永為滯患自不得不異稱呼故以其似豕驚虎豹怒號之聲謂之哮也全是鄉談而非正字故今不必強正姑表哮字以為別耳齁以下皆不可用

短氣少氣

短氣本是與喘同意但喘有聲而短氣無聲痰喘猶稀則為呼吸氣息所動鳴發聲為喘痰至膠固則雖觸動之而不鳴猶風吹冰則無波聲也此謂之短氣又曰氣短

靈樞云短氣息短不屬動作氣索癲狂篇又云短氣不樂厥病篇又云短氣不足以息雜病篇○八十一難亦同

素問云前後痛澁胸脇痛而不得息不得臥上氣短氣偏痛脉滿起氣穴論又云肺風之狀多汗惡風色皏然

白時欬短氣晝日則差暮則甚風論

傷寒論云風濕相搏骨節煩疼掣痛不得屈伸近之則痛劇汗出短氣小便不利惡風不欲去衣或身微腫者甘艸附子湯主之又云中風下利嘔逆表解者乃可攻之其人漐漐汗出發作有時頭痛心下痞鞕滿引脇下痛乾嘔短氣汗出不惡寒者此表解裏未和也十棗湯主之又云趺陽脉微而緊緊則為寒微則為虛微緊相搏則為短氣又云當汗不汗其人短氣但坐以汗出不

徵故也更發汗則愈又云太陽病脉浮而動數頭痛發
熱微盜汗出而反惡寒者表未解也醫反下之動數變
遲膈内拒痛胃中空虛客氣動膈短氣燥煩心中懊憹
陽氣内陷心下因鞕則為結胸又云傷寒發熱頭痛微
汗出下之則短氣小便難頭痛背強又云陽明中風脉
弦浮大而短氣腹都滿脇下及心痛又云陽明病脉遲
雖汗出不惡寒者其身必重短氣腹滿而喘有潮熱者
此外欲解可攻裏也

金匱方論云平人無寒熱短氣不足以息者實也又云胸痹之病喘息欬唾胸背痛短氣又云胸痹胸中氣塞短氣又云欬逆倚息氣短不得臥其形如腫謂之支飲又云水在心心下堅築短氣惡水不欲飲又云胃中有留飲其人短氣而渴四肢歷節痛又云凡食少飲多水停心下甚者則悸微者短氣又云肺飲不弦但苦喘短氣又云支飲亦喘而不能臥加短氣其脉平也又云夫短氣有微飲當從小便去之又云趺陽脉當伏今反緊

本自有寒疝瘕腹中痛醫反下之下之即胸滿短氣成無己曰短氣者氣短而不能相續者是矣似喘而非喘若有氣上衝而實非氣上衝也所謂短氣者呼吸雖數而不能相續似喘而不搖肩似呻吟而無痛者也要識其短氣之真者氣急而短促謂之氣短者是也短氣有責為虛者有責為實者要當明辨之大凡心腹張滿而短氣者邪在裏而為實也腹濡滿而短氣者邪在表而為虛也　明理論

蓋其氣息促迫短少吸短呼長時或大息氣息難相接續無聲無痛氣微上衝者是也以上靈素仲景諸論俱有盛虛二候成無已亦言之但謂邪在表在裏者爲不是也何則短氣非因邪而出者皆是內氣之所爲也雖使在傷風寒濕外邪病中發短氣亦是內氣之所爲也凡長幼飽食後短氣與哮家短氣俱是盛候故仲景曰平人無寒熱短氣不足以息者實也又在疸家黃胖者亦同其他在下血鼓脹皆虛候也奈何後醫引仲景語者除平人無寒熱九

字專認為盛候耶擧手誤人其害匪輕
成無已明理論陶華明理續論王肎堂證治準繩皆然
又有壯年之人過用心於生理陰慮暗籌強行堅忍妄想
冥搜加以房室體稍疲倦心不甚惡其脉散大似浮緩能
食不瘦或胸背較瘦顏面反澤而不瘦或身軀無異面色
較瘦衰他無所苦唯覺短氣若步趨稍多遠則短氣特甚
名之謂勞傷即勞瘵也多在男子四十前後婦人少有此
極函之證最難起復況加之欬痰寒熱則必死明矣此短

氣虛候之所以為大可畏也。

少氣者言氣息微少不足以言也。

靈樞云少氣身漯漯也言吸吸也骨痠體重懈惰不能動癲狂篇又云少氣不足以息經脉篇、終始篇、禁服篇、本神篇素問云一呼脉一動一吸脉一動曰少氣平人氣象論又云少氣不能報息藏氣法時論又云息利少氣調經論其餘在數十篇不及悉擧。又見八十一難千金作乏氣

靈素所言皆是虛候而與短氣不同多在暴泄大吐之後

及跋涉強力過謡之勞後氣復則巳不復則必至危從前有與短氣混言者誤矣短氣氣短少氣氣少元自不同何可混乎。

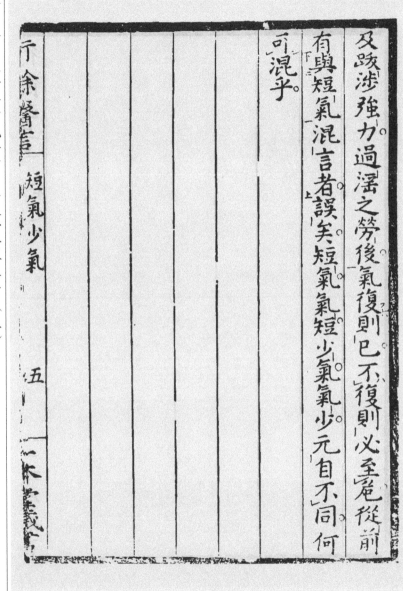

衍餘醫言　卷之九　一本堂藏書

眩運 眩胡涓切音衒

眩運謂頭重目視亂回旋運轉者也或有如醉人脚根不定漾漾欲倒者或有起則目視昏黑者或有起則目視回運眼前人物環而不已者或有起則眼運坐臥而止者或有起臥俱運者或有開目則運閉目則止者或有開閉俱運者或有如小兒環舞後運意不止者或有如注船後船意不止者要之皆由氣升至頭上重下輕故致如懸物遙遙然動而不止耳此元盛候多在腹內有癥之人又有哮

家哮發則不眩哮欲發不發則必眩運者此與哮之逆氣同而異其樣耳又有結毒耳聾而眩運者此亦由耳竅塞而不通逆氣欲出無路聚於頭中是故上重下輕而然也又有癇證而眩運者即癇之所為也又有高年之人而眩運者凡老人患此證者多是矍鑠而非虛人又此證而兼頭痛者或乾嘔或吐痰水食物又有大醉中酒之後頭旋不已者此以酒氣逆誘而然也竟非真病予故斷以此證為盛候者為此也如靈樞云上虛則眩者非矣張介賓

徒據之以此證爲虛者由爲靈樞所誤而自無實詣也

靈樞云下虛則厥下盛則熱上虛則眩上盛則熱痛衛氣篇

景岳全書曰眩運一證虛者居其八九而兼火兼痰者不過十中一二耳原其所由則有勞倦過度而運者有饑飽失時而運者有嘔吐傷上而運者有泄瀉傷下而運者有大汗亡陽而運者有眴目驚心而運者有焦思不釋而運者有被毆被辱氣奪而運者有悲哀痛楚大

呌大呼而運者此皆傷其陽中之陽也以上運證千中或有一二不足為定條也又有吐血衄血便血而運者有癰膿大潰而運者有金石破傷失血痛極而運者有男子縱慾氣隨精去而運者有婦女崩淋產後去血而運者此皆傷其陰中之陽也再若大醉之後濕熱相搏而運者傷其陰也此非濕熱所為乃以酒氣誘引逆氣而然也有大怒之後木肆其強而運者傷其氣也有痰飲留中治節不行而運者脾之弱也此亦有餘中之不

足也此即癥之事非痰之所爲也至若年老精衰勞倦日積而忽患不眠忽苦眩運者此營衛兩虛之致然也此亦非虛證乃老人之盛候也由此察之虛實可辨矣即如内經之言亦無非言虛而何後世諸家每多各逞臆説其於病情經義果相合否指南若此後學能無誤乎此皆由信素靈所誤耳不足深議

但若諸失血後與産後則有虛證耳而又有怯懦之人忽視失血心驚氣奪而昏眩者此由其怯也又有産後欲益

氣力頻頻強喫粥食以致食滯不化而鬱冒者此非脱血虚之證即是滯食之所為也倘以脱血故錯用補藥則益窒遂成大塞不至危亡者鮮矣唯輕取吐則倏然而醒矣其他皆是輕證素非大疾宿患古或云眩

靈樞云故邪之所在皆為不足故上氣不足腦為之不滿耳為之苦鳴頭為之苦傾目為之眩口問篇

又云邪在腎則病骨痛陰痺腹脹腰痛大便難肩背頸項痛時眩五邪篇

又云風痹搖濼病不可已者足如履冰時如入湯中股脛搖濼煩心頭痛時嘔時悗眩已汗出久則目眩悲以喜恐短氣不樂不出三年死也厥病篇

素問云腰脊頭項痛時眩大便難至真要大論

傷寒論云太陽少陽併病心下鞕頸項強而眩者當刺大椎肺俞慎勿下之

金匱方論云風寒相摶食穀則眩癉門

目眩

素問云、有病胷脇支滿者、妨於食、病至則先聞腥臊臭出清液、先唾血、四肢清目眩、時時前後血、腹中論、

靈樞云、邪中於項、因逢其身之虛、其入深、則隨眼系以入於腦、入於腦則腦轉、腦轉則引目系急、目系急則目眩以轉矣、大惑論、

又云、目眩頭傾、口問篇、

又見八十一難、

傷寒論云、少陽之病、口苦咽乾目眩也、又云、諸逆發汗、

病徵者難差劇者言亂目眩者死命將難全

金匱方論云夫失精家少腹弦急陰頭寒目眩髮落脉極虛芤遲爲清穀亡血失精又云心下有痰飲胸脇支滿目眩苓桂术甘湯主之（病源候論千金方已下皆同）

名醫別錄貝母條

目運○

見靈樞經脉篇

傷寒論云動氣在下不可發汗發汗則無汗心中太煩

骨節苦疼目運惡寒食則反吐穀不得前病源候論有目暈候

眼運

見外臺秘要所引延年方

眼眩

見外臺秘要所引崔氏方又名醫別錄薯蕷條

眼旋

見千金方

眩轉

見素問六元正紀大論、又見千金方、

目眩轉

見八十一難、

頭眩。

見素問至眞要大論、

傷寒論云傷寒若吐若下後心下逆滿氣上衝胷起則頭眩脉沈緊發汗則動經身爲振振搖者伏苓桂枝白朮甘艸湯主之又云太陽病發汗汗出不解其人仍發

熱心下悸頭眩身瞤動振振欲擗地者玄武湯主之又云陽明病脈遲食難用飽飽則微煩頭眩必小便難此欲作穀疸雖下之腹滿如故所以然者脈遲故也又云陽明病但頭眩不惡寒故能食而欬其人必咽痛若不欬者咽不痛又云少陰病下利止而頭眩時時自冒者死又云動氣在左不可發汗發汗則頭眩汗不止筋惕肉瞤又云動氣在右不可下下之則津液內竭咽燥鼻乾頭眩心悸也又云動氣在下不可下下之則腹脹滿

卒起頭眩食則下清穀心下痞也又云表裏俱虛竭
起而頭眩
金匱方論云百合病若溺快然但頭眩者二十日愈又
云諸肢節疼痛身體尫羸脚腫如脫頭眩短氣溫溫欲
吐桂枝勺藥知母湯主之又云穀疸之爲病寒熱不食
食即頭眩心胷不安久久發黃爲穀疸茵蔯湯主之又
云妊娠有水氣身重小便不利洒淅惡寒起則頭眩葵
子伏苓散主之

神農本艸半夏條、

名醫別錄飛廉、鳶尾、白芷等條同、千金方、及外臺秘要、

所引崔氏方、以下皆同、

頭目眩○

見素問標本病傳論、

頭眩運○

千金方云、治患頭眩運、經久得瘥後、四體漸羸、食無味、

好食黃土、又外臺秘要所引崔氏方同、患作忽、得瘥後作不差、

頭風眩

見千金方及外臺秘要引延年方又名醫別錄鵠頭條作頭風目眩又豕血條作頭風眩運

風頭眩○

見神農本艸菊花條

病源候論云風頭眩者由氣血虛風邪入腦而引目系故也五臟六腑之精氣皆上注於目血氣與脉并於上系上屬於腦後出於項中逢身之虛則爲風邪所傷入

腦則腦轉而目系急目系急故成眩也千金方外臺秘要亦同

頭旋○

見外臺秘要所引廣濟方延年方本事方以下亦同

頭風旋○

外臺秘要及所引延年方並云本艸綱目飛廉條作頭風旋運

眩仆○

靈樞云頭痛眩仆腹痛中滿暴脹衛氣篇又云邪在心則病心痛喜悲時眩仆五邪篇又云氣亂于頭則為厥逆頭重眩仆五亂篇

素問云厥心痛嘔血血泄衄血善悲時眩仆至眞要大論又云浮而散者為眴仆脉要精微論又云巨陽之厥則腫首頭重足不能行發為眴仆厥論

名醫別錄杜若條云眩倒千金方亦同

眩掉

掉眩
見素問六元正紀大論云，眩掉目瞑，
同上，至真要大論、五常政大論、六元正紀大論並同，
癇眩
見靈樞寒熱病篇，
狂眩
癲眩
見千金方，

金匱方論云假令瘦人臍下有悸吐涎沫而癲眩此水也五苓散主之又見病源候論及千金方

及如眩悸

同上云卒嘔吐心下痞膈間有水眩悸者半夏加伏苓湯主之

眩痺

見名醫別錄有名未用堊松條

風眩

同上卷栢條云頭中風眩蘼蕪條云頭中久風風眩伏神虎掌條俱云風眩又有名未用新雉木條云風眩痛

○病源候論千金方外臺秘要所引古今錄驗崔氏方等皆同又千金方云風眩倒屋轉吐逆又云風眩飜倒無定出頭面風門又立風眩門專載徐嗣伯論方焉徐嗣伯曰余少承家業頗習經方名醫要治備聞之矣自謂風眩多途諸家未能必驗至於此術鄙意偏所究也少來用之百無遺策今年將衰暮恐奄忽不追故顯明

證論以貽於後云爾夫風眩之病起於心氣不定胸上蓄實故有高風面熱之所為也痰熱相感而動風風心相亂則悶瞀故謂之風眩大人曰癲小兒則為癇其實則一此方療治萬無不愈但恐證候不審或致差違大都忌食十二屬肉而貴豚為患發多氣急氣急則死不可救故此一湯是輕重之宜勿因此便謂非患所治風眩湯散丸煎凡有十方余業之以來三十餘年所救活者數十百人無不瘥矣後人能曉此方幸勿參以餘術

爲○今審其方煩雜不精似非知要況謂此證爲癲癇乎癲癇兼此證者固多有之直謂此證即爲癲癇則大不可矣孫思邈採集濫雜亦是擇而不精故併辨爲○千金方又有頭中二十種病頭中五十種病等字此亦濫也○本艸綱目槐實條引陳藏器云風眩欲倒心頭吐涎如醉瀁瀁如車船上者

風暈。

見證治要訣

頭暈

見本事方○仁齋直指稱頭運

腦運

見本艸綱目蒼耳條

腦轉腦旋

並見病源候論腦轉本出靈樞海論

旋暈

宣明論云首風旋暈眩急又見三因方本艸綱目芎藭

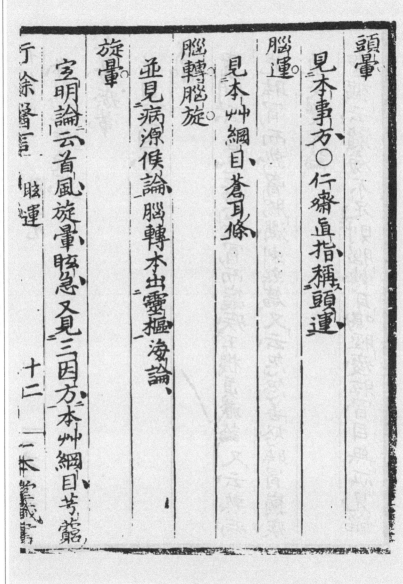

條引此作旋運

昏暈。瘀暈。

並見三因方

眩冒。

素問云善怒忽忽眩冒而巔疾玉機眞藏論又云熱滿

先眩冒而熱胷脇滿刺熱篇又云忽忽善怒眩冒巔疾

氣交變大論

靈樞云髓海不足則腦轉耳鳴脛痠眩冒目無所見懈

急安臥海論

傷寒論云太陽與少陽併病頭項强痛或眩冒時如結胸心下痞鞕者當刺大椎第一間肺俞肝俞愼不可發汗發汗則讝語脉弦五六日讝語不止當刺期門又云傷寒吐下後發汗虛煩脉甚微八九日心下痞鞕脇下痛氣上衝咽喉眩冒經脉動惕者久而成痿

金匱方論云或引腰脊下根氣衝氣衝急痛膝脛疼煩奄忽眩冒狀如厥癲又云心下有支飲其人苦冒眩澤

蔦湯主之、

名醫別錄云眩冒身兀兀如在車船之上、辛夷條千金方同、又有鬱冒證亦此證之屬以其如袋被冒頭面鬱塞無所見故謂之鬱冒又謂之冒婦人產後每多有之

素問云鬱冒不知人至眞要大論又云鬱冒矇昧氣交變大論又云下厥上冒五藏生成論又云瀉而妄冒氣交變大論

傷寒論云寸口諸微亡陽諸濡亡血諸弱發熱諸緊爲寒

寒諸乘寒者則為厥鬱冒不仁以胃無穀氣脾澁不通口急不能言戰而慄也又云下利脉沈而遲其人面少赤身有微熱下利清穀者必鬱冒汗出而解病人必微厥所以然者其面戴陽下虛故也又云太陽病先下之而不愈因復發汗以此表裏俱虛其人因致冒冒家汗出自愈所以然者汗出表和故也又云病人小便不利大便乍難乍易時有微熱喘冒不能臥者有燥屎也宜大承氣湯又云少陰病下利止而頭眩時時自冒者死

金匱方論云問曰新產婦人有三病一者病痓二者病鬱冒三者大便難何謂也師曰新產血虛多汗出喜中風故令病痓亡血復汗寒多故令鬱冒亡津液胃燥故大便堅又云產婦鬱冒其脉微弱不能食大便反堅但頭汗出所以然者血虛而厥厥而必冒冒家欲解必大汗出以血虛下厥孤陽上出故頭汗出所以產婦喜汗出者亡陰血虛陽氣獨盛故當汗出陰陽乃復大便堅嘔不能食小茈胡湯主之又云久咳其脉虛者必苦冒

其人本有支飲在胸中故也治屬飲家又云肺中風者口燥而喘身運而重冒而腫脹

許叔微謂之血厥者非也

本事方云人平居無苦疾忽如死人身不動搖默默不知人目閉不能開口噤不能言或微知人惡聞人聲但如眩冒移時方寤此由已汗過多血少氣併於血陽獨上而不下氣壅塞而不行故身如死氣過血還陰陽復通故移時方寤名曰鬱冒亦名血厥婦人多有之○程

林註金匱方論曰產後血暈者爲鬱冒又名血厥蓋產後鬱冒後世謂之血運耳然而鬱冒不止獨在產後稱之諸病固當稱之即前所引素問傷寒論是也可以見矣程林或以許叔微云血厥混擧者在不知擇耳即所謂血暈是也鬱冒何限婦人

外臺秘要產後血暈心悶門引廣濟方近效方稱血暈救急方稱產暈心悶又稱暈絶崔氏方張文仲方並同又崔氏方云凡暈者皆是虛熱血氣奔逆腹中空所致

欲分娩者第一須先取醶醋以塗口鼻仍置醋於傍使聞其氣兼細細飲之此為上法如覺暈即以醋噴面蘇來即飲醋仍少與解之一云仍少與水解之○此法甚佳

病源候論云產後血運悶候運悶之狀心煩氣欲絕是也亦有去血過多亦有下血極少皆令運若產去血過多血虛氣極如此而運悶者但煩悶而已若下血過少而氣逆者則血隨氣上掩於心亦令運悶則煩悶而心滿急二者為異亦當候其產婦血下多少則知其產後

應運與不運也然煩悶不止則斃人○此論以下以血下多少爲斷者可謂疎矣其詳前已言之

醫說云凡產後運悶有四種有下血太多虛極運悶有血下少血上逆於心亦令運悶如心腹刺痛有體中素多風疾因產損傷氣血乘虛而運悶有心氣將溫過度邪熱上乘於心亦令人言語錯亂運悶者

三因方云產後血暈者何荅曰產後氣血暴虛未得安靜血隨氣上迷亂心神故眼前生花極甚者令人悶絶

不知人口噤神昏氣冷醫者不識呼爲暗風若作此治
之病必難愈又云產後眩暈頃刻害人須量虛實爲治
若胸中宿有痰飲阻病不除產後多致眩暈又血盛氣
弱氣不使血逆而上攻此等皆非清魄可療療暈仍用
半夏伏苓湯血壅須用牡丹散但駛藥尤難輒用當識
輕重所謂擾乎可擾擾亦无擾若氣血平人因去血多
致暈者芎藭尤佳
百一選方云凡婦人產後急飲新汲水數口惡露或胞

衣即下永死血暈之虞世人但以產後怕生水為言惑矣初產後不可不服既定一兩日却忌生水也

陳言又以頭面風為眩暈亦不是也

三因方云方書所謂頭面風者即眩暈是也然眩暈既涉三因不可專為頭面風如中傷風寒暑濕在三陽經皆能眩人頭重項強但風則有汗寒則掣痛暑則熱悶濕則重著吐逆眩倒屬外所因喜怒憂思致藏氣不行鬱而生所涎結為飲隨氣上厥伏留陽經亦使人眩暈

嘔吐眉目疼痛眼不得開屬内所因或飲食飢飽甜膩所傷房勞過度下虛上實拔牙金瘡吐衄便利去血過多及婦人崩傷皆能眩暈眼華屋轉起則眩倒屬不内外因治之各有法○此本出千金方

其他所論雖有少不同而竟是五行生尅之腐譚不足取焉今舉一二以資廣見

三國志華佗傳云有人苦頭眩頭不得舉目不得視積年華佗使悉解衣倒懸令頭去地一二寸濡布拭身體

令周匝候視諸脉盡出五色令弟子數人以鈹刀决脉五色血盡視赤血出乃下以膏摩被覆汗自出周匝飲以葶藶犬血散立愈

醫説云夫風眩之病起於心氣不足胃中蓄熱實故有頭風面熱之所爲也痰熱相感而動風風心相亂則悶瞀故謂之風眩悶瞀大人曰癲小兒則爲癇以上見上一説頭風目眩者由血氣虚風邪入腦而牽引目系故也五臟六腑之精氣皆上注於目血氣與脉并上爲目系屬

於腦後出於項中血脉若虛則為風邪所傷入腦則轉而目系急故成眩也診其脉洪大而長者風眩也凡人病發宜急與續命湯困急時但度灸穴便宜鍼之無不差者初得鍼便灸最良雞峯普濟方

原病式云掉搖也眩昏亂旋運也風主動故也所謂風氣甚而頭目眩運者由風木旺必是金衰不能制木而木復生火風火皆屬陽多為兼化陽主乎動兩動相搏則為之旋轉如春分至小滿為二之氣乃君火之位自

大寒至春分七十三日為初之氣乃風木之位故春分之後風火相搏則多起飄風俗謂之旋風是也四時皆有之由五運六氣千變萬化衝盪擊搏推之無窮安得失時而使謂之無也但有微甚而已人或乘車躍馬登舟環舞而眩運者其動不正而左右紆曲故經曰曲直動搖風之用也眩運而嘔吐者風熱甚故也

明理論云眊非毛而見其毛眩非玄而見其玄眊為眼花眩為眼黑眩也運也冒也三者形俱相近有謂之眩

運者謂之眩冒者運爲運轉之運世謂之頭旋者是矣冒爲蒙冒之冒世謂之昏迷者是矣少陽之爲病口苦咽乾目眩以少陽居表裏之間表邪所傳漸行於裏表中陽虚故時時目眩也二陽併病頭項強痛或眩運眩冒者以少陽與太陽併病故眩者責其虚也傷寒有起則頭眩與眩冒者皆發汗吐下後所致是知其陽虚也故鍼經有曰上虚則眩下虚則厥眩雖爲虚而風家亦有眩者蓋風主運動故爾傷寒陽明病但頭眩不惡寒

故能食而欬其人必咽痛為陽明中風是風亦主頭眩也諸如此者皆非逆也及其諸逆發汗劇者言亂目眩者死命將難全嗚呼病勢已成可得半愈及病勢日深雖神醫其能已之耶

丹溪心法云頭眩痰挾氣虛併火治痰為主挾補氣藥及降火藥無痰則不作眩痰因火動又有濕痰者久病之人氣血俱虛而脉大痰濁不降也

儒門事親云夫婦人頭風眩運登車乘船亦眩運眼花

手麻髮退健忘喜怒皆胸中有宿痰之使然也可用瓜
蒂散吐之吐訖可用長流水煎五苓散大人參半夏丸
兼常服愈風餅子則愈矣
證治要訣云有頭風暈眩不可謂其無痛而不以為風
切宜詳審未可遽作虛治若投補劑愈甚別又無痰飲
失血等患又非諸般病後卒然得此是風暈分曉又云
痰飲頭風七氣失血中酒等病皆能眩暈已各見本證
今獨舉不兼他病見眩暈者是皆虛損也然有不時眩

暈者有早起眩暈須臾自定日以爲常者有因虛致暈雖暈醒時面常欲近火欲得煖手按之蓋頭面乃諸陽之會陽氣不足故耳有眩暈之甚擡頭則屋轉眼常黑花觀見常如有物飛動或見物爲兩

玉機微義云嚴用和云眩暈之證經雖云皆屬於肝風上攻所致然體虛之人外感六淫內傷七情皆能眩暈當以脉證別之風則脉浮有汗項強不仁寒則脉緊無汗筋攣掣痛暑則脉虛煩悶濕則脉細沈重吐逆及

七情所感遂使臟氣不平鬱而生涎結而為飲隨氣上逆令人眩暈眉稜骨痛眼不可開寸脉多沈此為異耳若疲勞過度下虛上實金瘡吐衄便利及婦人崩傷產後去血過多皆令人眩暈當隨其所因而治之劉純曰按此所分四氣痰飲亡血等證可謂親切但其所集之方則欠發明學者自當求之

赤水玄珠云林氏曰淫慾過度腎家不能納氣歸元使清氣逆奔而上此眩暈出于氣虛也吐衄崩漏肝家不能收攝榮氣使諸血失道妄行此眩暈生於血虛也中

若專用温熱鎮墜丹藥多致飛越之亢其害有不可勝
言者矣又云眩暈一證前賢著述病因方藥可謂周且
備矣原其著述各有所發明也劉河間之肝木兼乎風
火之化成無已之傷寒引汗吐下後之虛嚴用和之四
氣七情張子和之停飲吐法朱丹溪之痰火濕熱氣虛
血虛死血久病戴氏之陽虛劉宗厚林億公之陰虛戒
温熱香竄之丹劑各剖其衷製方立論誠後學之寶鑑
一展視之毫髮畢覩又云按劉林二公慎丹劑戒燥熱

俱為保金水二臟眞陰而言也木之有餘則挾火勢
侮肺金金受火侮津液枯涸降令不行生化之源絶矣
况斵喪枯燥之腎曷能為其母復仇耶由是假藥餌以
相濟也既知其腎虛不能納氣歸元矣寧復更以燥熱
傷其母可乎都緣滯于溫補下元之説不體認夫眞陰
眞陽之虛實以故相循習俗而為流弊也凡物各有屬
也肺出氣腎納氣今氣不歸元是腎之眞陰不足當益
腎陰以全其臟可也腎雖屬陰臟而用藥亦自有氣血

之分焉氣是無形者至清所以能走空竅而施精明非有形之丹石所能鎮墜二公辨之允矣

玉機微義云眩暈一證人皆稱爲上盛下虛所致而不明言其所以然之故蓋所謂虛者血與氣也所謂實者痰涎風火也原病之由有氣虛者乃清氣不能上升或汗多亡陽而致有血虛者乃由亡血過多陽無所附而然此皆不足之證也有因痰涎鬱遏者有因風火所動者若因外感而得者嚴氏雖分四氣之異皆當散邪爲

主此皆有餘之證也世有所謂氣不歸元而用丹藥鎮墜沈香降氣之法蓋香竄散氣丹藥助火其不歸之氣豈能因此而復耶又云直指方云淫慾過度腎家不能納氣歸元使諸氣逆奔而上此眩運出於氣虛也吐衄崩漏肝家不能收攝榮氣使諸血失道妄行此眩運生於血虛也夫既曰腎家不能納氣使氣奔上而用此香散辛熱之藥此藥果能降氣乎又曰氣虛此藥果能補氣乎又曰血虛加芎歸官桂夫血虛用芎歸則可矣所

行餘醫言　卷之九　一本堂藏書

加官桂與丁香木香等藥縱使血有虛寒亦難例用若血虛有熱者其害將何如哉香橘飲下又云謹按頭暈諸方用藥俱未切當直指香橘飲之說尤為背理大抵外邪之感理宜解表但隨其風寒暑濕以治痰涎內蓄者必當清痰為先氣虛者宜補氣血虛者宜補血若腎虛而氣不降者又當益陰而補腎若專執前藥豈能中其肯綮耶

以上諸說皆非吾門所取而所以舉載者以看破妄濫

而後可以知一本之旨簡要正當非區區醫說所敢企望也吾門讀者須勿爲邪說所惑焉○按孫一奎所引稱林氏林億公者尤可疑也若劉純直稱直指方今撿直指方果然如劉言由是益知孫一奎可疑也

古單稱眩皆含運意非字義之正當眩即眼黑而非運故並稱眩運其義全備況云頭眩者大非也眩者目昏而無頭運之義若云頭旋頭運差可也亦不如稱眩運最當也故今標眩運以爲正名特揚士瀛之言明正可據也

行餘醫言　卷之九　　　一本堂藏書

直指方云眩言其黑運言其轉冒言其昏眩運之與冒眩其義一也其狀目閉眼暗身轉耳聾如立舟船之上起則欲倒蓋虛極乘寒得之亦不可一途而取軌也風則有汗寒則掣痛暑則熱悶濕則重滯此四氣乘虛而眩運也喜怒哀樂悲恐憂思鬱而生痰隨氣上厥此七情攻虛而眩運也淫慾過度腎家不能納氣歸元使諸氣逆奔而上此眩運之出於氣虛也明矣吐衄漏崩肝家不能收攝榮氣使諸血失道妄行此眩運之生於血

虛也又明矣以致新產之後血海虛損或瘀滯不行皆能眩運是可不推尋致病之因乎治法隨機應變其間以升降鎮墜行焉最不可妄施汗下然而眩運欲解自汗則有之若諸逆發汗劇者言亂目眩與夫少陰病下利止而頭眩時時自冒者此虛極而脫也識者將有采薪之憂

此亦風則有汗以下不足舉焉欲正孫一奎誤故附書云

又謂眩疾爲風疾亦誤也

康熙字典云眩疾風疾也後漢羌肱傳言感眩疾不欲出風此謂患眩者不欲當風吹眼耳非風疾之謂也

附字辨

眩釋名云眩懸也目視動亂如懸物遙遙然不定也說文云目無常主也按史記註應劭曰眩相詐惑正義曰顏云今吞刀吐火植瓜種樹屠人截馬之術皆是也在大宛傳條枝條云

國善眩又前漢張騫傳云大宛諸國發使以大鳥卵及犛靬眩人獻於漢註云尚書陳忠案漢舊書乃知世宗時犛靬獻見幻人乃知古有此事顏師古曰眩讀與幻同即今吞刀吐火植瓜種樹屠人截馬之術皆是也此二書與幻同此亦謂目視惑亂也洪武正韻云惑亂也字彙云潰亂也韻會舉要云惑也一曰視不明韻會小補亦同康熙字典云博雅惑也亂也都皆目視惑亂而無運義故用眩一字爲運事者大非也如素問傷寒論皆然況於云頭眩者乎

目當眩頭何眩耶善哉楊士瀛云眩言其黑運言其轉冒言其昏見仁齋孫一奎云林氏曰眩者玄也謂忽然眼見黑花昏亂少頃方定暈者運也謂頭目若坐舟車而旋轉運也見赤水玄珠又曰丹溪曰眩言其黑暈言其轉此恐孫之誤記也○引林氏者未知出何書後云林億亦應謬耳又按運者轉也動也移徙也運行運輸亦同暈雖與運同音而用運為佳醫書多用暈當以運為正

一本堂行餘醫言卷之九畢

一本堂行餘醫言卷之十

香川修德太沖父　著

痰（徒藍切 音談）　附　腸垢

痰者謂津液之滯凝結成粘之名也津液何爲而滯耶由氣滯也蓋津液不獨運行隨氣而流故氣行則行氣滯則滯津液已滯則稠粘凝結如涕如糊甚者如膠易貼難流遂駐一處愈增愈濃因以成患始以痰呼也原夫痰者上自咽下至胃其間之津液倘會元氣之滯亦滯而鬱鬱則

行餘醫言　卷之十　一　一本堂書

蒸而微熱蒸而微熱則津液必粘而成痰喝喝吐出始見其形必然之理也故氣惟滯則爲稀痰而易出稍微熱則成濃痰而粘着難出至甚熱則津液乾燥而至涸竭何物作痰故痰是微熱之所生而非甚熱者之所有也且以自咽至胃其間之津液粘成痰吐出見形者謂之痰而非他所之所有也又痰固證而非因故諸病多生痰非因痰生諸病其痰之作患由氣先滯也氣順行則痰自止當然之理也凡驅痰之藥多是流氣之品可以見也後世說痰者

不通徹是窾紛紛唯痰是稱而不知其源流所以然動輒藉口遂至爲諸病之根因滔滔者天下皆是而俗人亦慣聞自以爲是聽謂斯疾即是痰則直服從而無違言甚哉醫者之無眼而世人之惑而不悟乎今究痰之作患則無復多端惟粘着之甚雖幾喝喝不易吐出胸中覺窒塞咽喉不快利鼻氣不清間異臭喉間有豆腥氣似櫻核氣嚥之不納吐之不出或韌如蠣肉如蜆肉或稀如鼻涕或如沫如膠如破絮或玲瓏如硝子或如膿如濃黄涕或色白

或青或黑或黃或茶褐色或味鹹或甘或辛或酸或苦或腥臭或腐臭或焦臭或餿敗臭嚙生豆臭形色臭味千萬多様唯是胸監至口一路之事而非他所關也詳按素問靈樞八十一難傷寒論絶無痰字醫和醫緩扁鵲倉公張機華佗郭王之徒亦絶無痰說此事甚可疑矣古之人皆悉無痰耶恐不可謂古人皆悉無痰也抑古雖有痰不作甚害故以爲不足言而不言之耶此亦恐不可謂古人全無痰患也私常熟思雖古之人不可無痰又不可無破痰

患特當時通無痰稱或言喘或欬或沫或唾或涎或液或飲或汁此中兼痰意而言之者多矣沈潛玩味其義可自見也。

喘　喘息也、哮也、喉間痰響也、

欬　欬嗽也、稱喘欬、稱欬喘、欬則吐痰、有痰必欬、

沫　素問厥論云、嘔沫、靈樞癲狂篇云、嘔多沃沫、

唾　素問評熱病論云、唾出如涕、至眞要大論云、唾出清水、欬論云、使人多涕唾而浮腫氣逆也、靈樞五癃津液別篇云、胃緩則氣逆、故唾出、

行餘醫言　卷之十　　一　[illegible]

涎素問欬論云欬涎○靈樞寒熱病篇云舌縱涎下口問篇云胃緩則廉泉開故涎下

液素問至眞要大論云嘔吐清液腹中論云出清液

飲詳見于後

特見素問一條全言痰者但無痰字耳○

素問云欬出青黄涕其狀如膿大如彈丸從口中若鼻中出評熱病論

言痰者始於神農本艸止二條耳○

常山條云胸中痰結吐逆、巴豆條云留飲痰癖、

至于名醫別錄。則見二十餘條。

桂冷痰、厚朴消痰、枳實痰癖、蕤核仁結痰、伏苓痰水、松蘿痰熱、淡竹葉痰熱、大黃除痰實、烏頭胸上痰冷、冷痰、朮消痰水、黃芩痰熱、茈胡諸痰熱、芫花胸中痰水、蕘花痰飲、生薑去痰、半夏痰熱滿結、前胡痰滿、去痰、細辛破痰、蘭草痰癖、白芥子痰冷、吳茱萸去痰冷、檳榔子痰癖、旋覆花胸上痰結、唾如膠漆、心胸痰水、芒硝腹中痰實

結摶、消石朴、停痰、

由是觀之則知痰自晉代稍稍言之余常謂神農本艸晉時始出疑是葛洪所作也名醫別錄亦相繼出若非葛洪應是成於陶弘景且讀抱朴子專尚仙術以成仙爲其道終篇長生辟穀之妄談宛然同一口氣必是葛所托撰也苟此書在漢以前則張機傷寒論自序中必當舉載爲今觀舉胎臚藥錄而無神農本經名則知張機以前無此書决然而明矣在張機以後則葛洪乃其人此亦斷然而可

可知矣肘後方又有痰癰字故痰自晉以後所稱也或問
金匱方論有痰飲門其中又有痰字後世皆以為據此非
痰之肇言乎余曰此大有說蓋嘗考之金匱方論痰飲門
元是淡飲而非痰字以其音同稱呼盛行故誤書耳王叔
和脉經最可證據矣其引金匱方論文者今舉載焉
脉經云平肺痿肺癰欬逆上氣淡飲脉證第十五
又云問曰夫飲有四何謂也師曰有淡飲一云留飲有懸飲
有溢飲有支飲問曰四飲何以為異師曰其人素盛今

瘦水走腸間瀝瀝有聲謂之淡飮飮後水流在脇下欬唾引痛謂之懸飮飮水流行歸于四肢當汗出而不汗出身體疼重謂之溢飮欬逆倚息短氣不得臥其形如腫謂之支飮觀後二條書淡飮而可以見此條二痰字誤寫矣

又云病淡飮者當以溫藥和之

又云心下有淡飮胸脇支滿目眩甘草湯主之草一作遂此條金匱方論俱作痰者誤也

又云腸上之病滿喘欬吐發則寒熱背痛腰疼目泣

出目泣自出、一作目眩其人振振身瞤劇必有伏飲膈上之病金匱方論令作膈上病痰誤也按千金方舉此文亦作膈上之病外臺秘要引千金方亦作膈上之病此可以見不止脉經而千金外臺亦同則金匱今本誤寫彰彰明矣○又按千金翼方亦有治淡飲灸法五飲丸下有淡飲無痰飲且淡飲者停水也痰者凝液也元自有別儒者多暗於醫事故以音同誤寫者自晉已有之如王右軍是也揚升菴文集云義之諸帖多用古字初月帖淡悶干嘔淡古淡液之淡干古干濕之干今以淡作痰干作乾非也○正字通淡又與痰通轉注古音覃韻淡音痰引王

右軍帖淡悶干嘔黄伯思云淡古痰字方言淡胸中液也佛書風黄淡熱今作痰从痰爲正又云古有淡陰之疾胸膈動而有聲俗作痰飲

揚用修黄伯思及正字通轉注古音等皆蹈其弊再詳論之凡飲物之入于胃也善化則與食物之精粹合和爲一運輸周身以成津液血精若不化則氣味盡去復爲原水停留滯蓄反作患害以其元飲物淤以成故以飲呼也以走腸唯有水聲謂淡飲在脇如懸引痛謂懸飲溢周身

腫謂溢飲支拄心下短息謂支飲總謂之留飲此留也支也溢也懸也淡也皆虛字故可連飲上而稱之乃飲之淡也飲之懸也飲之溢也飲之支也飲之留也唯痰者實字也故不可謂飲之痰也據此乃知淡飲之非痰明白無復可疑矣金匱又云治屬飲家或云飲也或云此屬飲也金匱方論云久欬其脉虛者必苦冒其人本有支飲在胸中故也治屬飲家○又云大下後喜虛脉偏弦者飲也○又云先渴後嘔爲水停心下此屬飲家脉經作屬飲也

若以痰為病門之主則可謂屬痰家而不可謂屬飲家也此知金匱淡飲門欲說留飲之病狀立四飲名目揭其在首直標淡飲為題目全是停水之事而非痰故謂屬飲家而不謂屬痰此亦甚著明易辨者何古今間無一人看別者耶尤可怪焉且飲與痰雖如相近大有徑庭飲者停留水氣可升可降又可流于四肢故有溢飲留飲支飲懸飲淡飲但痰者津液凝粘者滯在于咽胃之間膠粘相着不能溢于四肢走于腸間特隨欬嗽逆氣上吐出於口耳

足以見痰非飲飲非痰之別也自巢元方痰飲之稱漸啓以至千金方及外臺秘要所引諸方雖益多端而泛然猶未執著至于朱震亨專主乎痰其說轉盛

丹溪心法云痰之爲物隨氣升降無處不到痰結核在咽喉中燥不能出入喉中有物咯不出嚥不下此是老痰痰在膈間使人顛狂或健忘痰在腸胃間者可下而愈在經絡中非吐不可中焦有痰則食積胃氣亦賴所養卒不便虛若攻之盡則虛矣痰在脇下非白芥子不

能達。痰在皮裹膜外，非薑汁竹瀝不能導達。凡人身上中下有塊者，多是痰。眩運嘈雜，乃火動其痰。噫氣吞酸，此食鬱有熱，火氣上動。○據取畧抄，大意自見。王珪則尤極矣。其論如謂諸病盡生於痰，甚矣哉，其陷溺于痰也。故今一一辨明，使吾門及他有志者知大較為。

養生主論云：痰證一條，古今未詳。素問雖載鼻鼽辛頞、喘滿為熱，而無治法。方書雖類五痰諸飲之異，而鮮能對證。余自幼多病，莫識其原。或偏頭風、雷頭風、太陽痰。

此三證，即瘀血所為，而非痰所使。

自襁褓以來，遍嘗頭風藥，其病轉增。

方枘圓鑿，何可能治。

直至[illegible]幼[illegible]

頃除、則為頭眩目運、如坐舟車、精神慌惚、癥也、癎也、或口眼瞤動、眉稜耳𦖋俱痒、或顋頷四肢、遊風腫硬、而似疹非疹、或渾身燥痒、搔之則癮疹隨生、皮毛烘熱、色如錦斑、瘀血也、用盡風藥而無効、何風藥之可治乎、或齒頰似痒似疼、而痛無定所、或滿口牙浮、而痛痒不一、累謁齒科、未能奏効、瘀血也、或噎氣吞酸、鼻聞燋臭、喉間豆腥、心煩鼻塞、咽嗌不利、咯之不出、嚥之不下、或因噴嚏而出、或用舉動而嚏、癥也、滯氣也、其痰似塞、有如破絮、或似桃膠、或若蜆肉、服四七湯、則如水投石、此固痰也、而四七湯何効之有、其聚也、心下如停冰鐵、閉滯妨悶、噯逆連聲、狀如腸氣、久服秘方、降氣湯下丁香五套圓之屬、則其病自若、癥也、疝也、治非的當、寢寐、則常夢刑戮衆囚兵刃劍戟、或夢入人家、四壁圍繞、艱得一竇、百計透出、則失記何所、或達然夢在燒人

地上四面枯骨烟之燋氣撲鼻不得其路而出或不因
觸發忽忽而怒悲啼雨淚而寤或騎馬郊行則忽見天
邊兩月交曜或見金光數道急急回顧元無所自往往此
往請問醫師達者皆知為肺疾驗方用藥藥采投機
亦癥人癇家所每有不足為異以此為肺疾所謂北轅
之越者也尤可笑焉或膝或足腕忽然酸軟倒地或腰臀骨節卒痛呼吸難任或四肢肌
骨之間痛如擊截卻痛即止並無常處乃至不時手疼
麻臂狀如風濕百藥不效秋夏夜臥光滑竹簟但覺遍
身習習不安如臥麥芒之中間有數處刺然如被蟲毛
所螫或時四肢自臂以下手足重腿雖無痛苦亦不能
熟寐每遇四五七八月之間眼如蕈蛍粘濕痒澁開闔皆難瘀血也或逢陰晴交變則胸痞氣結閉
而不發則齒痒咽疼口糜舌爛及其奮然而發則噴嚏
連聲始則涕唾稠粘次則清水如注眼前黑暗腦後風

聵、耳内蟬鳴、眼瞤肉惕、因瘀血與癥而鬱、蒸熱逆上、備受諸苦、氣傾消、攀附
無成、周流四方、遍謁高醫、或曰、腠理不密、風府受邪、或
曰、上盛下虛、或曰腦寒鼻淵、或曰鬼擊也、又曰、屍注也、
皆我所知之友、非我所苦之病、或曰、治痰必先理氣、理
氣徒然、故自南星、半夏、白朮、細辛、甚至芫花、大戟、甘遂、
巴豆、鉛霜、銀粉、種種逐邪正氣、珀、麝、珠、沈、無所不為、病
或曰虛也、或曰寒也、或曰、邪熱也、並無一說對證、
因無一中的、幸以非死證、免毒藥之害耳、一日於廣坐中、遇一眼醫
年逾八旬、因道其所遇前朝貴顯、備論眼科精微、至於
諸風痰實脉絡朝會之妙、則余不覺避席、而告其所苦、
老醫曰、此非藥餌可療、故難言也、余愈加恭敬、至再然
後曰、吾觀君氣象、軒昂未可語道、蓋非飛精補腦之術
則不能愈也、余加禮再三、老醫曰、存想作用、五氣循經、
變化白光、自肘後直上入腦、腦實則不漏也、余不譬失

笑曰、吾飛金精於肘後、鍊玉液於丹田、未嘗患想、皆出自然、但風火盤旋、虎龍交戰、已嘗逐盡寒邪癎疾、奈何道力未深、風疾未愈、老醫乃彷徨四顧、欲作拜禮、合掌加額、感慨喜忭、歡躍不能自已、謂余曰、公神仙也、吾老矣、恨不能給侍瓶盃、唯有讚嘆而已、無益之妄談、附之一塗抹而可、余自患父母俱有痰疾、我稟此疾、則與生俱生也、當自為之計、固也、遲矣、故於靜室默坐、熟察病勢之來、則於胷腹間、如有二氣交紐、遂噎塞煩鬱、有如烟火、奮然上衝、頭面燃熱、眼花耳鳴、痰涎涕淚、並從肺胃沸然湧起、凜然毛豎、噴嚏千百連聲、然後遍身煩躁、大寒之時、即盡去衣衾、裸體凍則稍止、片時或春秋半涼之時、則多加衣衾、亦整小緩、或頓飲冰水而勢定、或不得已痛飲一醉而頗寧、可謂辛甘發散、以寒治熱、暗合方法、而終不能逐眞搜妄索想像、立見皆由被舊套惑、誤治之去病根、

淹痰、以不治為得中醫、以下專為衒售妄誇藥効耳、故精
心內觀、反復思慮、似睡非睡、若聞不聞、如有人言曰、云
云、余即解此意、遂取前所服一藥、以湯為散、變散為圓
因獲大効、漸為人所知、故求治者衆、初年止用圓子三
二升許、次第用多、至今週歲常用圓子四十餘斤、該六
百餘兩、以大劑八九十圓、小劑五七十圓、登荅以八十
圓為率、其重止於一錢半、該四千餘服、或一服愈者、或
一二服而愈者、每歲愈疾、常十有餘證、十數年間、得大
効者、動以萬計、其餘泛泛瘳疾、則不可勝數矣、今狩三
十載、官員將帶遊宦、至于遠方殊域、皆知其名、○痰論
名本無名、蓋一時為人所需、謾以滚痰圓名之、一切
氣急喘嗽、咯痰吐涎、世人皆知為痰疾、方書備載於痰
門、又曰、治痰必先理氣、氣順痰消、於理甚明、蓋曰憂思
損志、氣鬱涎凝、氣治則痰散也、然而痰因氣結、氣因痰
滯、理氣則其如痰何、余故用滚痰圓、逐去滯凝惡物、如

用兵討叛新民也、況有稟賦痰證者、嬰兒出腹啼聲初
出、已有痰涎、又有大善知識、忘形忘骸、無思無慮者、傾
抱痰疾、此豈因氣而然乎、故
學者不可固執一端而不通、初生兒天賦虛弱則胃脘
津液不得四達、滯作痰涎、不可謂非氣滯也、如大善知
識、必有陰謀計較、何無痰乎、更有病者、或只常人、大便
頻去、或稍腹痛、或微覺後
重、但看其色、焦黃
稠粘者、並是痰瀉、此疝泄、而非痰所為也、誤矣、痰形一
切男女
大小、素稟痰疾、其候往往不同、其狀各各奇異、方書有
云、痰清而白者為寒、黃而濁者為熱、殊不知始則清白、
久則黃濁、稠結凝於下、清白稀薄浮於上、嗽而易出者、
清而白者也、欬而不能出、則黃濁結滯者也、甫及咯吐、
盡為稠黃者、乃曰、久濕熱鬱沸、上下凝結、皆無清白者
也、黃稠濁結、甚至帶血、血敗成黑痰、積於肺胃之間、

為關格異證人所不識及為上壅頭目齒頰喉舌諸疾
輕則鼻準赤查兩顴生瘡頤頷結硬風壅心煩鼻塞聲
重涕唾稠粘重則為肺癰腸毒便膿攣跛篤廢或為譫
大自高妄誕漸至顛狂歌笑踰墻上樹火勢既退痰血
朦朧於膏肓之間神明之府以至終日兀兀定視或只
言語謬錯或飲食酒醪健噉自若喜囈癡憨數年者不
可卒治三五載者尅日可安服藥一次則狂勢定二次
則知羞識愧定視兀兀三服後即復聰明逐下惡物曝
乾擊之則如金石之聲得雨濕潤其狀如先痰形若清
白絲薄泡沫粘膩與氣擊搏吹噓脹大狀如魚泡者粘
喉着肺朦朧氣息澎湃喘急吐咯不盡下連敗稠濁痰
咽膈沸食相雜糟粕不利終日膨脹不進飲食或腹中
虛氣作聲上攻下注乾嘔惡心腸鳴下泄或轉輸失常
滑脫溏瀉狀如擂爛山藥芋頭水洗不散或色如紅柹
或即焦黃或蓟沫糟粕生熟兼弁痰喘日久者肺氣不
能護衛畏風惡寒自汗如雨小便頻多乃至百關不調

五神失位，所致多端，或衣食過熱，時候鬱發，但見傷寒
諸證，始因痰疾而然者，家痰圖逐下，敗物克日清寧。寒
者，即和熱者，自清。飲食復常，便溺有度也。其餘頭面、四
肢、胸背、腹脇，內外為病，百般皆痰。形不一，所致有如水
浸阿膠，或似蜆肉，或如破絮，或如米粒，或與涎相雜，或
如熟糊，或如臭膿，或帶瘀血，嗽而能出，則方書載為一
門。嗽而無痰，則方書別為一類，殊不知總為一痰。其狀
不同，故異耳。津液既凝為痰，不復迴潤三焦，故口燥咽
乾，大便秘結，面無血色，白如枯骨，毛髮焦槁，婦人因此
血無羸餘，經水絕斷，或即愆期。古書雖各有條，必須逐
去敗痰，服餌此癇也、癥也、疝也，痰亦有之，謂總為痰之
方，得有效。
所致，則偏見耳。痰味，一切痰涎，各有氣味，清白者，味淡。
日久漸成惡味，口舌有如醬掀，如蜆肉，
破絮、米粒之類者，其味鹹，能使人咯咽癢，如熟糊，排
膠者，其味鹹酸，麻苦，辣澀，腥臊，惡氣，往往不一，故停滯

於胸膈之間使人心煩多慾眩運眼澁痒痛齒舌或痰
或疼喫食頻咬頰車其味在於肺胃之間隨氣過流百
脉滲入毛竅面若蟲行遍身習習淹蜇刺戮甚至於風
疹燥痒入骨搔爬不厭當其作楚之時涕淚痰涎並如
砒霜硇砂之味在喉則錯喉噎搶或衆時着於喉嚨曲
擢之中咯不出頓嗽怜窘但如米粒一點忽然咯出齒
舌俱疼其況甚惡故遂下敗痰之時間有穿腸出腹滞
殗淹蜇如痢積之狀荒窘可畏其味焦苦豆腥者使人
工壅赤眼口瘡熱核喉閉面上鼻竅生瘡口苦舌乾喉
燥聲嘶鼻間燋臭其味相兼者兼病其味單行者單病
余平生病痰為人治痰撈籠年深討論日久備知其詳
非圖文具而已故不愧鄙猥瑣屑敷演大畧其餘變狀
不常病者服藥自知痰此皆悉癥之所為而決非痰事
證脉息已具於論卷中

蓋有癥則必滞氣氣滞則痰自生此痰亦癥之所生且

痰味，固胃中之所在，詳見嘔吐條，亦非痰味也。以此為
痰味元由，不知痰之所以為痰，而大惑者也，何足以取
乎。痰證，或問或問曰：據子所陳頭風已下諸證，在方各
有科目，今以一衮痰圓治之，則諸方何用，六氣何有。
答曰：古今醫方，名殊號異，君臣佐使，彼此兼并，痰論已
嘗喻。又若夫六氣循經，則有淫情內外之因，六淫之病
當祖仲景專科，七情之方，雖有多門，原其本標，半因痰
病，蓋亦有因病而生痰者也。故痰之為病，不出六經，六
經所繇，其
非六氣乎。自萬病半為痰疾，此見一出，泥固日滚，莫不
彌益惱溺，是以造語不作條理，由偏執也。醫書以脾為中州，合胃為
表裏，胃為水穀之海，變化糟粕，灌溉四臟，其氣薰蒸，上朝
肺為華蓋，主司皮毛，遍流內外，充潤百骸，氤氳為榮衛之

氣合會爲津液之源隨經變化在肝名津在肺名液在心爲血在腎爲精在胃爲涎元和純粹穀氣相資升降無窮髓腦涕唾洟精津氣血液同出一源而隨機感應故凝之則爲敗痰痰者濕類也屬足太陰濕土所司故腫滿至極則必喘痰喘至極則必浮在方則有理氣消腫之藥故不言痰也肺爲貯痰之器痰實鬱勃而濕熱化屬手少陰君火所司在方則有除熱清劑故不言痰也火盛金衰木無以制屬足厥陰風木所司風性飄蕩動靜不常干犯諸經在方則有一百二十種風故不言痰也痰乃敗津結實之形窒礙朝會隧道氣不流暢在方則有七十二般氣故不言痰也津既爲痰不復合氣氤氳停留肺胃之間自爲惡物其冷如冰積之日久或欬不欬或喘不喘或嘔噦涎沫或不唾痰或面青唇黑四肢厥逆或惡風或惡寒或頭疼身痛或多汗如雨或即無汗本因肺病狀如傷寒屬足太陽寒水所司在方則各分治法故不言痰也或因志不遂憂患鬱結或因

行餘醫言　卷之十

驚伏痰或因伏痰怔忪如畏人捕怫勃至甚火氣上炎
性好誇大坐卧反常語言錯謬狂惑悲笑逾垣上屋邪
陽獨盛膂力過人屬乎少陽相火所司在方則有鎮心
寧志之劑傷寒自有別條故不言痰也中風者涎浮痰
凝津不潤下大便燥澁有伏痰者肺氣不治腠理開闔
失常衣食辛熱或天氣鬱蒸内外交爍而壅或衝冒風
寒則毛竅驟閉肺壅痰塞甚至皮毛枯竭皺燥並屬心
乎陽明燥金所司在方則各分證類故不言痰也
血腎精胃涎皆襲舊套但肝津肺液尤屬杜撰凡六氣
所司元是妄譚不能是之者破徒託所屬之論究竟欲
以一痰兼之偏之又偏者也夫痰一證耳固非因也凡
有病多生痰非因痰生病若夫痰之爲主也不過百病

中之二三矣或謂風及氣亦屬焉然津既爲痰以下此因瘀而氣不暢也或因志不遂以下全癇證也中風者以下亦因瘀而氣窒礙也皆非痰之所爲也雖盲聾何得以此謂痰乎其謂不言痰者空乎以一痰爲諸病因牽強誣枉無所不至後世謂王中陽詳於言痰者由無定見而不知痰之所以爲痰爲王所惑者也奚足言乎

或問曰痰留肺中人皆曉之今言在胃入腸出或可信所謂筋骨四肢五臟頂門脚心卒暴進[illegible]叉之疾其義何在答曰元氣氤氳榮衛之間不容髮間上焦停痰凋流不利氣阻其中奔潰四逸隨其所寓緩急而爲諸病

也痰在胃咽之間在腸則非痰即是腸垢粘物以此為痰不亦左乎況筋骨四肢頂門脚心痰豈可到乎且荅語含糊不決乃見其所窮也或問曰有痰而服痰藥衆所共信今令無痰者服痰藥世所未聞荅曰諺云隔山見烟便知是火既是逐動敗痰方覺痰盛殊不知積痰日久結實不泛但能關格致病並不欬嗽吐痰既已逐動敗痰根始能隨氣上下再進一次無不奏功隔山見烟之喻大不切當蓋山外之火微則決不見烟火稍大者亦其烟半見半不見非猛火盛焚燒及數十竈一時炊爨則不可見烟豈有望烟者能救山外火之理乎哉若徒扇

烟來風勞而無効走行山外既是焦土既是卒事有何

益也盧祖常所謂隔陌強引猶且無理況隔山救火乎

決無及矣不通孰甚於是爲答語竟屬妄譚或問曰有久病得藥

痰下頓安者何也答曰敗痰結實脱滑肺無餘黨逐下敗痰四體輕安即日無事此亦偶然耳

或問方書皆曰五痰何謂也答曰所謂風痰寒痰熱痰氣痰味痰又名酒痰味痰者因飲食酒醪厚味而唾痰

也氣痰者因事逆意而然也熱痰者因飲食辛辣燒炙煎煿重裀厚褥及天時鬱勃而然也寒痰者因衝冒風

涼不節之氣而然也風痰者因感風而發或風熱怫鬱而然也此皆素抱痰疾者因風寒氣熱味而喘咯欬唾

非別有此五種之痰故一以家痰圓治之即効如此說則風痰寒痰無異熱痰

味痰亦無異甚欠分曉何不直言風痰因風而發寒痰中寒而發熱痰中暑而發味痰因食而發酒痰因酒而發耶含此明白之說懵懂造語無他由有偏執之念也痰固非有五止一痰耳若立濫名則十痰二十痰亦可言也何止五乎若素無痰疾因風寒入肺痰喘欬嗽并有外證者自屬傷寒證治之條外證既罷或過經壞證痰疾則亦用豁痰圓治之即效醫書又以心肝脾肺腎為五痰學者鮮有不惑蓋言喜怒憂思智五者之氣鬱結成痰也痰既成形則心肝脾腎無所停留而留於肺矣養生之家亦宜知之則其義不惑以五臟為五痰者亦妄也又謂痰既成則不留四臟而

留肺者亦妄也痰在食道胃脘者而非在于肺也如是自惑而欲人不惑不亦可笑乎

或問曰方有諸飲飲與痰有以異乎無以異邪

答曰諸飲者溢飲支飲停飲亦曰留飲留者飲不入胃不與穀勻化者也支飲者停留過度支分別道而脇痛腸中水聲者是也溢飲者過飲酒漿湯汁之類是也蓋有伏痰者傷於停飲是以噯酸吐水皆因痰涎粘滯膈處而消化違時故也易云水就濕火就燥物各從其類不已則邪濕侵脾而為泄瀉小便若秘則洪水橫流而為水腫矣急以家痰圓救之

此由連稱痰飲遂及飲說元是淡飲而非痰飲飲者停水痰者凝液非王之所知也蓋留飲與宿食滯食同意而謂飲不入胃者全不知飲之為何物

也皆由飲物雖入胃中爲癥疝所妨礙不得化成精粹
滯留而成淡水以作害也詳見後飲條○以上辨養生
主論諸條雖拘泥偏見不足深責而以世之是惑最甚
多故逐逐辨駁欲使知痰者證而非因痰非生病皆因
病生痰凡視病施治要有所主也耳
延及此邦二百年來首出爲醫者全取朱震亨末流之書
或專據虞摶醫學正傳或偏主李梴醫學入門或漫尚龔廷賢萬病回春
痰說漸開日廣月盛以至近時無見識者及有目不識一丁

而爲醫者舉皆莫不以痰爲諸病因每視病直曰是痰也假令今有人曰頂痛顖寒醫曰是痰也或曰肩痛曰是痰也手痛是痰脚痛是痰胸脇痛是痰咽喉痛是痰又痱瘻痙癲狂癇瘖痢疝瘕膈噎嘈瘵亦莫不皆曰是痰又奇疾怪證尋常稀見者亦皆莫不曰是痰之所爲而俗人亦聽信而不疑且自謂我疾應是痰耳醫者病人臭味相投滔滔皆然甚哉奇乎痰其鬼耶何其使人迷而不悟耶非鬼豈能如是乎哉吁可笑爲亦可歎爲古今不芒芒於迷路

者。龐安常。趙繼宗。張介賓。四三人之外。不復見矣。

龐安常曰。人身無倒上之痰。天下無逆流之水。故善治痰者。不治痰而治氣。氣順則一身之津液亦隨氣而順矣。證治準繩引云。

趙繼宗曰。或曰。人身渾身是痰。天下後世。凡人身有病不問有痰無痰。一切以痰治之。噫。若有痰而以痰治。謂之治標而不治本。然且不可。無痰而以痰治。豈不誤人之病哉。又曰。凡人之有腫有核者。亦俱為痰而以痰治

假令瘿瘤、氣瘤、瘰癧、風腫、或石癰而不作膿、或皮膚不
仁、亦以痰治之、又豈不誤人之病乎、考之古書論痰、有
痰涎、有痰實、有痰水、有痰壅、有痰癖、有痰滯、有痰飲、有
痰逆、有風痰、有寒痰、有熱痰、皆不聞其以腫以核爲痰
也、又曰、痰之爲物、隨氣升降、遍身上下、無處不到、竊意
遍身上下者、血氣津液也、痰者、因人身有病而津液化
成之者也、是有病方能生痰、豈有隨氣升降、而先到遍
身上下之處耶、又曰、痰之根水也、原於腎、痰之動濕也、

仁齋醫書　卷之十　一本堂藏書

主於脾故治法實脾燥濕意者在土之剋水竊意若患水病者土可剋之至於痰雖主於腎而生於病病之生也非一經則痰之來也非一處不但腎之一經有痰動濕又非主於脾之一經可以燥濕也必須隨其各病之根而治之所謂各病之根者何也風寒暑濕飲食勞倦憂愁思慮恚怒氣逆之類也愚也自少至老每見世醫不拘人身一應病症動輒以痰爲治雖然成風莫知其非而誤世之無窮不得不歷辨之也儒醫精要○於淵源爲諸病之誤又

有論狂病爲痰之誤論世人
言痰火之誤二條在精要中
張介賓曰痰飲一證其在內經止有積飲之說本無痰
證之名此內經之不重痰證際可知矣及考痰之爲名
雖起自仲景今後世相傳無論是痰非痰開口便言痰
火有云怪病之爲痰者有云痰爲百病母者似乎痰之
關係不爲不重而何內經之忽之也不知痰之爲病必
有所以致之者如因風因火而生痰者但治其風火風
火息而痰自清也因虛因實而生痰者但治其虛實虛

實愈而痰自平也未聞治其痰而風火可自散虛實可自謂者此所以痰必因病而生非病之因痰而致也故内經之不言痰者正以痰非病之本而痰惟病之標耳今舉世醫流但知百計攻痰便是治病竟不知所以爲痰而痰亦因何而起是何異引指以使臂灌葉以救根者乎標本誤認而主見失矣欲求愈病難矣難矣景岳全書其他多不免局局於痰且見痰曰痰雖泥猶之可也不見不聞而曰是痰者抑何心哉俗諺所謂捉雲攖空也實着

安在耶竟由不能見得透徹所致也若夫濫名熱痰冷痰

痰結實寓痰風痰

俱出病源候論熱痰風痰又出外臺秘要所引延年方痰結實又出外臺秘要

痰癖

出肘後方○又出唐僧義淨南海寄歸傳註癖心中痛也

停痰

出肘後方又出千金方

宿痰結痰痰冷

出千金方及千金翼方又出外臺秘要所引延年方

膈痰

出千金翼方

痰滿痰積遊痰

出千金方痰積又出外臺秘要所引廣濟方遊痰又出

范汪方

痰結

出千金方又見外臺秘要所引范汪方

痃癖

出病源候論及千金方又外臺秘要所引延年方集驗方

痃水。

出千金方又出本事方

寒痃。

出和劑局方

氣痃。久痃。

保命集云唯濕病痰飲入胃留之而不行止入于肺則爲欬嗽假令濕在于心經胃之熱痰濕在脾經胃之風痰濕在肺經謂之氣痰濕在腎經謂之寒痰

濕痰○食積痰○老痰○氣實痰○酒痰○鬱痰○虛痰○燥痰○風痰○

出丹溪心法及附餘○風痰本出肘後方

五痰○味痰○敗痰○臭痰○

養生主論見上即風寒熱氣味痰又云心肝肺脾腎痰稱五痰

火痰○

出明醫指掌圖

頑痰　痰火

出仁齋直指

濃痰

出醫説

清痰

出醫學正傳

稠痰

出赤水玄珠

驚痰

出玉機微義

白痰　綠痰　黄痰　黑痰　積痰　痰塊　痰咆　痰躁　痰話　痰痞

出萬病回春

厥痰　心痰　堅痰　痰氣　痰暈

出古今醫統

食痰

出儒門事親

凝痰

出三因方

伏痰

出養生主論及證治要訣

實痰

出景岳全書

沫痰

出儒門事親

痰痺。

出神應經

痰核。

醫學正傳云，丹溪曰，但凡結核在項、在臂、在身，如腫毒不紅、不痛、不作膿者，多是痰注不散，名曰痰核。○此最倡後世之惑者也。

暑痰。飲痰。

醫學綱目引丹溪

血痰。新痰。

出軒岐救正論

痰厥

出病源候論千金方外臺祕要等

不勝其多。及如痰分五色

證治準繩云痰分五色色白西方本色色黄逆而之坤

色紅甚而之丙金受火囚爲難治青色受風之羈絆黑

如煙煤點順而之北方不治自愈○此最惑之極也

百病皆生於痰

醫學綱目標此六字為病門大非也自王珪朱震亨以來諸醫流槩皆陷此窠臼而是題可謂最太甚矣

□在五臟經皆謂之痰

見上濕在肝經謂之風痰濕在心經謂之熱痰濕在脾經謂之濕痰濕在肺經謂之氣痰濕在腎經謂之寒痰○此亦愚配也

痰之動濕也主於脾痰之本水也原於腎

古今醫統景岳全書等皆同○此亦牽強
稀則曰飲稠則曰痰○
萬病回春等皆然○此由不知飲與痰別物也
臂不能動是痰○嘈雜是痰○眩運是痰○煩躁是痰○顛狂是痰○
顛仆是痰○中風不語是痰○小兒驚風是痰等說
出古今醫統○此亦自王珪說出者也妄亦甚矣
皆由不知痰之所以為痰○而徒眩舊論陷溺轉深益作迂
遠之說耳○雖間有一二可取而要之全不脫舊染○是故不

免多有詖辭也。

王珪曰：或問方書皆曰五痰，何謂也？答曰：所謂風痰、寒痰、熱痰、氣痰、味痰，又名酒痰，此皆素抱痰疾者，因風、寒、氣、熱、味而喘咯欬嗽，非別有此五種之痰，故一以衮痰圓治之，即效。養生主論

戴思恭曰：飲凡有六，懸、溢、支、痰、留、伏，痰飲特六飲之一耳。人病此而止曰痰飲者，蓋停既久，未有不為痰，多因氣道閉塞，津液不通，譬如溝渠壅遏，積淹停滯，則倒

逆上瘀濁臭穢無所不有若不疎決溝渠而欲澄治已
壅之水而使之清無是理也證治要訣
丹溪心法附餘引王綸曰痰者病名也人之一身氣血
清順則津液流通何痰之有惟夫氣血濁逆則津液不
清薰蒸成聚而變爲痰焉
劉純曰痰之爲病誠多也何則人血氣流行無一息間
斷纔有壅滯津液凝閉鬱而成熱痰遂生焉人於六淫
七情飲食起居之際豈能一一中節而無所壅滯乎王

機微義、
徐春甫曰、痰者、津液之異名、血氣和平、關絡調暢、則津液流通、而無痰患、至若氣脉窒塞、脘竅凝滯、則津停聚而成痰涎、痰之所以發動者、豈無自而然哉、大抵飲食酸寒、辛辣炙煿、腥羶生冷、醇酒濕熱、蒸鬱而成痰者最多、其次爲七情久鬱、而致者亦有矣、古今醫統、
張介賓曰、痰之與飲、雖曰同類、而實有不同也、蓋飲爲水液之屬、凡嘔吐清水、及胸腹膨滿、吞酸噯腐、渥渥有

聲等說此皆水穀之餘停積不行是即所謂飲也若有不同乎飲者飲清澈而痰稠濁飲惟停積腸胃而痰則無處不到飲則善矣痰則非也且謂無處不到者大誤矣又曰痰即人之津液無非水穀之所化此痰亦既化之物而非不化之屬也但化得其正則形體強營衛充而痰涎本皆血氣若化失其正則臟腑病津液敗而血氣即成痰涎此亦猶亂世之盜賊何孰非治世之良民但盜賊之興必由國運之病而痰涎之作必由元氣之病嘗聞之立齋先生

曰使血氣俱盛何痰之有余於初年頗疑此言而謂豈無實痰乎及今見定識多始信其然也何以見之蓋痰涎之化本由水穀使果脾強胃健如少壯者流則隨食隨化皆成血氣焉得留而為痰惟其不能盡化而十留一二則一二為痰矣十留三四則三四為痰矣甚至留其七八則但見血氣日削而痰涎日多矣此其故正以元氣不能運化愈虛則痰愈盛也然則立齋之言豈非出常之見乎今見治痰者必曰痰之為患不攻如何

去不知正氣不行而虛痰結聚則雖竭力攻之非惟痰不可去而且益增其虛故或有因攻而遽絶者或偶爾暫蘇而更甚於他日者皆攻之之誤也景岳全書文曰夫痰即水也其本在腎其標在脾在腎者以水不歸原水泛爲痰也在脾者以食飲不化土不制水也不觀之強壯之人任其多食多飲則隨食隨化未見其爲痰也惟是不能食者反能生痰此以脾虛不能化食而食即爲痰也故凡病虛勞者其痰必多而病至垂危其痰益甚正

以脾氣愈虛則全不能化而水液盡爲痰也然則痰之與病病由痰乎痰由病乎豈非痰必由於虛乎可見天下之實痰無幾而痰之宜伐者亦無幾故治痰者必當温脾強腎以治痰之本使根本漸充則痰將不治而自去矣同上又曰余嘗聞之俗傳云痰在周身爲病無測凡癱瘓瘛瘲半身不遂等證皆伏痰留滯而然若此痰飲豈非邪類不去痰邪病何由愈余曰汝知痰之所自乎凡經絡之痰蓋即津血之所化也使果營衛和調則

自津血自血何痰之有惟是元陽虧損神機耗敗則水中無氣而津凝血敗皆化爲痰耳此果痰也果精血也豈以精血之外而別有所謂痰者耶若謂痰在經絡非攻不去則必并精血而盡去之庶乎可也否則安有獨攻其痰而津血自可無動乎津血復傷元氣愈竭隨去隨化痰必愈甚此所以治痰者不能盡而所盡者惟元氣也剏復有本無痰氣而妄指爲痰以誤攻之者又何其昧之甚也故凡用治痰之藥如滚痰丸清氣化痰丸

搜風順氣丸之類必其元氣無傷偶有壅滯而或見微痰之不清者乃可暫用分消豈云無効若病及元氣而但知治標則未有不日用而日敗者矣（同上）以上諸說皆是僅可而未盡佳也其故無他全由永在醫家者流中飽習陰陽五行生剋配當之淫辭寤寐坐臥沈湎隱溺唯瞎中之猜摸絕不作疑亟致也此乃以不就正路不學實學然也有才如斯不知正道理亦可惜哉

特有如馮兆張者其說兼巧黠矯穿鑿可惡矣余壯年時

與並河亮者論醫偶及痰證亮舉四肢皮膜痰無不到之舊說余曰今試吐痰在極麁布上雖以物按之揩之而其痰不能透出布理細孔由凝粘膠固也極麁布理細孔猶且不得漉出何況人身肌理纖密大勝於極精絕繒帛者而有食道凝痰能通到四末之理乎哉醫家空論盡致患諸於是乎亮語塞若使亮識馮兆張說必不肎服

張兆張曰張按臟腑津液受病為痰隨氣升降理之常也若在皮裏膜外及四肢關節曲折之地而臟腑之痰

何能流注其所此即本處津液遇冷遇熱即凝結成痰而為病斷非別部之津液受病成痰舍其本位而移於他部者況氣本無形故能無微不達而液隨氣運亦可藉氣周流若至津液受病成痰則變爲有形而凝滯焉能隨氣流通於至微至密之所耶錦囊秘錄

口給強辨亦應必如此言蓋馮兆張所謂本處津液成痰者非痰也即凝液也凡氣滯則液隨而凝氣散則凝液亦隨而解唯痰則不然一凝則不得復舊必吐去而後已可

也夫咽胃之間其蒸騰之勢特盛於他所故津液之凝亦特甚於他所故痰成焉是以唯咽胃之間可謂之痰而他所則不可謂之痰如腸間所有即腸垢而非痰也其故非他以上蒸耳無炎上之勢也此所以咽胃之間炎爀蒸騰之氣其勢盛於他所而津液之粘凝亦甚於他所而獨謂之痰也古今知斯意者絕無一人況馮兆張之徒何足以知之哉○凡有病患者多有痰而病愈則痰亦隨而止間有病中痰特為患者若然則不得不急驅痰此病急則先

治其急者非啻拘泥或妨於食或礙於呼吸或聲嘶或咽喉不快或喝喝難速吐痰如此者宜先驅痰使之易速吐去必勿執着氣順則痰自除之說謾視目前之害又有一等自嬰兒時已有痰欬成童壯歲亦然延及老年只吐痰數口外無他事者俗謂之痰性無甚困苦不須服藥此元由厚味過食而然宜減飲食薄滋味其痰不復來與哮相近故可與喘哮條併考

徐春甫曰、甫謂寒痰之説非也、飲則有寒有熱不同、痰則一因於熱而已、加之寒字不得、亦以痰脉多滑大、明知停冷成痰、亦遂鬱而爲熱、藥惟以橘皮半夏神麹之辛以散之行之、亦不敢用熱藥也、陳無擇云、飲脉多沈弦微細、始可以言寒、治以理中二陳之屬是也、性理亦謂有溫泉而無寒火、不其然歟、古今醫統、

又曰、甫謂清痰則飲是也、間亦有因於寒、濁痰則不可以言寒也、同上、

又曰春甫為百病中多有兼痰世鮮知也古人用二陳湯治痰所以實脾土燥脾濕是其本之治也脾實而濕燥則痰自清而飲自散何變病之有王節齋謂二陳為實脾燥濕以治其標則誤也夫痰因脾濕為病之源久則變而為頑痰老痰之類當因其形證觀其緩急而分治之是則諸方皆以治標而後立者同上

三条錄補以資考究徐春甫雖稍有所見而終不免醫家之故態但所言僅可而未盡為可惜耳

腸垢

腸垢者謂腸中之津液滯凝而成粘滑之物也蓋腸中氣滯而不行則津液亦隨滯而不流氣滯則鬱而蒸熱氣鬱滯而蒸熱則津液亦隨凝止而成粘物謂之腸垢猶胃脘氣滯而蒸熱則津液亦滯而成痰也但在上胃脘謂之痰在下腸中謂之腸垢其實一也蓋以胃中熏蒸升騰之氣首先上于胃脘故其蒸騰之勢非他所之可比是以蒸其則痰之粘凝至膠固而腸垢則不如是也此由其腸中雖

蒸熱而熏升不及胃脘所以止是粘滑而不至膠固也痢疾之初際必出此物雖中際末際亦多出之此由患痢者腸中蒸熱故津液凝成腸垢也初出色白如鼻涕如陰精如葛粉餅或玲瓏明瑩如水精若糞色染者如黄黑糅糊血色染者如飴餳色腸内已生此物必有裏急之意後重亦有之所以痢疾屢生腸垢屢苦裏急也但比諸膿則稍稀薄耳腸垢者津液之所敗猶上水也膿者血之所腐猶下底滓汁也故腸垢出之時痢猶未甚至膿出則劇矣張

介賓謂腸垢為脂膏者乃鑿之過深而認誤者也
張介賓論積垢曰凡腹中積聚之辨乃以飲食之滯留
蓄於中或結聚成塊或脹滿鞕痛不化不行有所阻隔
者乃為之積此皆粗粕成形之屬所當逐也今人不能
辨察但見痢如膿垢者皆謂之積不知此非粗粕之屬
而實附腸着臟之脂膏皆精血之屬也無論瘦人肥人
皆有脂但肥者脂厚瘦者脂薄未有無脂者也若果無
脂則腸臟之間豈容單薄赤露非惟藩籬不固而且臟

必易傷無是理也今之凡患瀉痢者正以五内受傷脂膏不固故曰剥而下若其臟氣稍強則隨去隨生猶無足慮若臟氣至敗剥削至盡或以久瀉久痢但見血水及如屋漏水者此在庸人云其積聚已無反稱爲善而不知脂膏剥盡則敗竭極危之候也使今後醫家但識此爲脂膏而本非積聚則安之固之且不暇而尚敢云攻之逐之或用苦寒以滑之利之者否景岳全書

蓋腸垢非脂膏之所化乃津液之所聚敗而成者也即與

胃脘之痰同一樣脂膏比之津液更覺一段濃厚雖爲同類亦大有差別故所指隨異命名亦不同腸垢决非脂膏故腸垢多出雖非佳事而非至剥削之甚唯膿血而後知其漸重遂可至剥削刮盡矣且見有宿疝人常常喜便腸垢而裏急後重亦有之間有出極冷腸垢者此固多有之事何至剥削之甚乎張之所論甚滚甚泥故不覺至偏執固滯矣又後醫謂痢之腸垢膿血爲積者蓋非也此豈積類乎何可以積命之乎又按腸垢字不當欲易以他名而

無古稱可充故姑用以俟後來邦俗呼粘便即滑字之訓耳恐涉杜撰故不舉焉又見張從政書屢稱下痰非也謂下腸垢則雖可疑猶可言也謂下痰則大違矣蓋在上稱痰在下稱腸垢猶上出稱噫下出稱屁又與嘔與噦悉上下一類之意同何可混言儒門事親

一本堂行餘醫言卷之十畢